SUSANNE KERSIG

Im Dialog mit dem Körper

SUSANNE KERSIG

Im Dialog mit dem Körper

Mit Focusing und Achtsamkeit
die Selbstheilungskräfte aktivieren

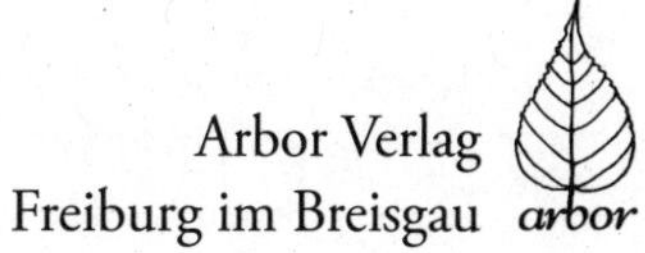

Arbor Verlag
Freiburg im Breisgau

1. Auflage 2021
Lektorat: Georg Grässlin
Titelfoto: ©dmytro-tolokonov/unsplash.com
Umschlaggestaltung und Satz: mediengenossen.de
Druck und Bindung: Kösel, Krugzell

Dieses Buch stellt eine aktualisierte und erweiterte Ausgabe des Buches »Im Dialog mit dem Körper: Wie Sie mit Achtsamkeit Krankheitssymptome entschlüsseln und heilen« dar, das 2014 im Kösel Verlag, München erschien.

Dieses Buch wurde auf 100% Altpapier gedruckt und ist alterungsbeständig. Weitere Informationen über unser Umweltengagement finden Sie unter www.arbor-verlag.de/umwelt

www.arbor-verlag.de

ISBN 978-3-86781-341-9

Wichtiger Hinweis

Die Ratschläge und Übungen in diesem Buch sind von der Autorin sowie dem Verlag sorgfältig geprüft worden. Dennoch kann eine Garantie nicht übernommen werden. Bei Beschwerden sollten Sie auf jeden Fall eine Ärztin, Psychotherapeutin, Psychologin oder Heilpraktikerin Ihres Vertrauens zu Rate ziehen. Eine Haftung der Autorin oder des Verlages für Personen-, Sach- und Vermögensschäden ist ausgeschlossen.

Im Bemühen um einen Beitrag zu achtsamer Gendergerechtigkeit wechseln generisches Maskulinum und generisches Femininum im folgenden Text ab, stets beginnend mit dem Femininum. Ist dies sprachlich nicht möglich oder inhaltlich nicht präzise, werden auch bloßes Femininum, Alternativauszeichnungen oder ein Binnen-I verwendet. Ist nicht inhaltlich explizit auf eine Geschlechtsidentität hingewiesen, stehen beide Formen stets für Personen beliebiger, im jeweiligen Kontext irrelevanter Geschlechtsidentität.

Das Siegel der Wahrheit ist die Einfachheit.

HERRMANN BOERHAAVE (1668–1738)
Professor der Medizin und Chemie

Inhalt

Vorwort zur Neuausgabe

Dieses Buch handelt davon, wie man zu stimmigen und kreativen Erkenntnissen über den ganz eigenen Weg zur Gesundheit findet. Einsichten, die nicht nur im Geist, sondern auch im Körper etwas verändern, die man nicht nur denkt, sondern auch spürt. Wir alle kennen solche Momente als »Aha-Erlebnisse«. Danach fühlen wir uns wohl, in Übereinstimmung mit uns selbst und haben Klarheit darüber, wie wir uns verhalten wollen. Ich möchte Ihnen im Folgenden einen systematischen Weg zu solchen Einsichten zeigen und dabei die Themen behandeln, die ich für die Aktivierung der Selbstheilungskräfte und einen ganzheitlichen Weg zur Genesung für wesentlich halte.

Seitdem dieses Buch zum ersten Mal erschienen ist, sind weitere spannende Forschungsergebnisse über die Wirksamkeit unserer Gedanken, Gefühle und unseres Verhaltens auf unseren Körper und unsere Gesundheit erschienen. So hat Dr. Lissa Rankin in ihrem lesenswerten Buch *Warum Gedanken stärker sind als Medizin* (Rankin, 2014) hierzu viele wissenschaftliche Erkenntnisse zusammengetragen. Lange Zeit waren dies Aspekte, die ja eng mit unseren Selbstheilungskräften verbunden sind, durch die Erfolge der modernen Medizin in den Hintergrund der Aufmerksamkeit getreten. Nun führt uns aber die Wissenschaft immer mehr vor Augen, wie groß der Einfluss unserer Gedanken, Gefühle und Beziehungen auf unseren Körper ist, häufig sogar stärker als der von Medikamenten.

Auch die amerikanische Psycho-Onkologin Kelly Turner forscht zu diesen Fragestellungen. Sie hat 200 Personen interviewt, die entgegen aller Prognosen und oft ohne schulmedizinische Behandlung von ihrem Krebs nachhaltig geheilt wurden. In Ihrem Buch *9 Wege in ein krebsfreies Leben* fasst sie die neun wichtigsten Faktoren, die nach Meinung der Betroffenen die unerwartete Krebsheilung unterstützt haben, zusammen. Interessant und für sie selbst auch überraschend war dabei, dass mit Ernährungsumstellung und Nahrungsergänzungs- bzw. Naturheilmitteln nur zwei der Faktoren physische Maßnahmen betrafen. Alle anderen waren psychologischer Natur: der eigenen Intuition folgen, Verantwortung für die eigene Gesundheit übernehmen, unterdrückte Emotionen zulassen, positive Emotionen verstärken, soziale Unterstützung zulassen, die spirituelle Verbindung vertiefen und starke Gründe für das Leben haben.

Was Lissa Rankin und Kelly Turner herausgefunden haben, können Sie anhand dieses Buches in die Praxis umsetzen. Ich habe diese Neuausgabe um die entsprechenden neueren wissenschaftliche Erkenntnisse ergänzt.

Seit dem ersten Erscheinen des Buches haben zahlreiche SeminarteilnehmerInnen, PsychotherapeutInnen, KörpertherapeutInnen, ÄrztInnen und PatientInnen das Buch gelesen, die Methoden angewendet und mir dazu Rückmeldungen gegeben. Das äußerst positive Echo hat mich sehr berührt.

In Vorträgen, die ich in Kliniken dazu gehalten habe, kam mir besonders von Seiten des therapeutischen Teams aber auch immer wieder eine Kritik oder Frage entgegen: »Verstärken Sie mit Ihrem Ansatz nicht auch die Schuldgefühle von Betroffenen?« Die Kehrseite davon, dass der Einfluss der Psyche auf unsere Gesundheit immer bekannter wird und wir zunehmend zur Selbstverantwortung aufgerufen werden, sind nämlich Schuld- und Versagensgefühle, besonders im Zusammenhang mit chronischen Erkrankungen. Nicht selten müssen sich Betroffene von ihrer

Umgebung anhören, ihre Erkrankung sei wohl »psychisch« bedingt. Häufig ist eine solche Stigmatisierung durch das Umfeld belastender als die Symptomatik selbst. Kaum jemand wird aber freiwillig krank. Und nur weil Psyche und Lebensstil einen großen Einfluss auf unsere Gesundheit haben, sind nicht alle Symptomatiken auch psychisch bedingt. Es spielen fast immer mehrere Faktoren bei der Entstehung von Krankheiten eine Rolle, wie zum Beispiel Umwelteinflüsse, Viren, Bakterien, genetische und soziale Faktoren, die allesamt nur bedingt unter unserer Kontrolle stehen. Dieses Buch möchte, auch wenn es Mut macht, Verantwortung zu übernehmen und eigene Wege zu gehen, nicht zu einer omnipotenten Kontrollvorstellung von Gesundheit beitragen. Wir können viel für dafür tun, haben aber letzten Endes nicht alles im Griff. Die Corona-Pandemie ist dafür ein anschauliches Beispiel.

Wenn wir das implizite Körperwissen für unsere Genesung mit ins Boot holen, werden wir zurückhaltender darin, die Symptome anderer zu interpretieren. Die Beispiele in diesem Buch demonstrieren immer wieder, wie überraschend die tiefere Bedeutung ist, die ein Symptom für die betreffende Person hat. Von außen können wir dies fast nie nachvollziehen. Wir sollten uns daher lieber auf das Zuhören konzentrieren, statt andere zu interpretieren oder gar zu stigmatisieren.

Neben den bereits erwähnten neueren wissenschaftlichen Erkenntnissen in der Mind-Body-Medizin habe ich diese Neuausgabe meines Buches von 2014 ergänzt um:

- ein Kapitel über das Thema »Unterstützung erhalten«
- gesprochene Meditationsanleitungen zum Download
- und einen Gesundheitsplan aus der Sicht des idealen *Inneren Arztes*, der idealen *Inneren Heilerin*, ebenfalls zum Download.

Ich wünsche Ihnen viel Freude beim Lesen und Ausprobieren!

EINFÜHRUNG

Das innere Wissen um Gesundheit aktivieren

Jeder von uns hat einen inneren Arzt,
der den Weg zur Heilung weiß.
ALBERT SCHWEITZER

Wenn wir uns in den Finger schneiden, können wir die Wunde desinfizieren und ein Pflaster darauf kleben. Die eigentliche Heilung geschieht aber im Körper selbst, durch dessen Fähigkeit zur Selbstheilung.

Wie können wir dieses durch die Placebo-Forschung wieder entdeckte Potenzial zur Selbstheilung nun ganz systematisch fördern und nutzen? Wie entschlüsseln wir die Sprache unserer Symptome? Wie aktivieren wir die *Innere Ärztin* oder den *Inneren Arzt* und wie verstehen wir, was sie oder er uns sagen möchte?

Jeder Mensch, jede Erkrankung und jede Situation ist einzigartig. So ist auch jeder Weg zur Gesundung, wenn man die inneren Ressourcen einbezieht, höchst individuell. Wie findet man aber seinen ganz eigenen Weg zur Genesung? Oder, wenn Genesung nicht möglich ist, wie findet man den für sich richtigen heilsamen Umgang mit einer chronischen

Erkrankung? Wie trifft man im Dschungel medizinischer Angebote stimmige Therapieentscheidungen? Wie stärkt man die Lebensfreude, so dass dies die Genesung fördert? Wie geht man mit schwierigen Gefühlen wie Angst oder Wut, die eine Erkrankung häufig auslöst, auf eine Art um, dass sie nicht der Gesundheit zusätzlich schaden?

Meine Antwort auf diese Fragen lautet: Indem man lernt, auf achtsame Weise dem Körper zuzuhören und mit ihm in einen Dialog zu treten. In jedem von uns gibt es ein körperlich wahrnehmbares, intuitives Wissen um den nächsten Schritt in Richtung Gesundheit. Dieses Wissen ist kreativ, überraschend und kann weder von außen kommen noch von unserem Verstand gewusst werden. Die Antworten des *Inneren Arztes*, wie Albert Schweitzer dieses Wissen genannt hat, befinden sich in unserem Körper, manchmal sogar mitten in der Körper-Symptomatik selbst. Wir können lernen, darauf zu hören und seine Sprache zu verstehen.

Lassen Sie mich dies an einem Beispiel einer Klientin illustrieren:

Rückenschmerzen oder: Ich fühle mich wie angeschossen

Regina ist Software-Entwicklerin. Sie leidet seit einigen Wochen unter akuten Schmerzen im unteren Rücken. Es gibt bislang von ärztlicher Seite keine eindeutige Diagnose. Eine osteopathische Behandlung führte zwar zu einer Linderung der Symptomatik, aber nicht zu deren Verschwinden. Für den achtsamen Körperdialog schließt sie die Augen und beschreibt die Empfindungen an der schmerzhaften Stelle: »Es fühlt sich an wie ein größerer Pfeil im Inneren der unteren Wirbelsäule, der sticht und ist festgehakt. Ich fühle mich wie angeschossen … irgendwie verletzt«. Sie weint. »Es fühlt sich an, als wäre mir jemand in den Rücken gefallen.« Sie atmet auf. »Das passt ja haargenau auf meine Situation mit meinen Eltern! Die haben mich beim 70. Geburtstag meines Onkels kaum begrüßt und sind seitdem sehr abweisend. Im Rücken fühlt es sich an wie verletzt und verraten. Ich bin fassungslos darüber, wie sehr mich meine Eltern im

Stich gelassen haben. Der Rücken wird warm und heiß, während ich jetzt spreche, wie ein innerer Aufruhr.« Nachdem sie der Verletzung und dem Ärger, der mit diesem Aufruhr verbunden ist, Raum gegeben hat, frage ich Regina, was dem Rücken guttun würde. »Ganz viel freundliche und mitfühlende Aufmerksamkeit. Vor meinem inneren Auge erscheint die Hand einer liebevollen Heilerin. Diese Vorstellung ist sehr entspannend und wohltuend. Der Rücken lässt sich jetzt in die Hand hinein sinken. Die Hand schließt die Wunde und schützt mich vor weiteren Angriffen. Die verletzte Stelle im Rücken möchte sich verletzt fühlen dürfen. Jetzt kann ich das mithilfe der Vorstellung der schützenden Hand im Rücken auch zulassen.« In der darauffolgenden Sitzung berichtet Regina, dass die Symptomatik nach dem Körperdialog deutlich gelindert ist. »Ich bin nicht mehr so verkrampft an der Stelle. Ich habe den Eindruck, da sitzt noch so einiges an Gefühlen und Themen, denen ich mich später noch einmal widmen möchte.«

Durch das achtsame Lauschen auf ihre Rückenschmerzen erkennt Regina, in welchem Lebenszusammenhang sie stehen (dem Gefühl von Verrat durch die eigenen Eltern) und sie weiß jetzt auch, was der nächste stimmige Schritt ist: mithilfe der vorgestellten schützenden Hand ihre Gefühle von Wut und Verletzung darüber zuzulassen.

Hätte Regina ihr inneres Wissen nicht entschlüsselt, wären ihr wichtige Informationen über den Weg zur Genesung entgangen. Der Heilungsprozess wäre unvollständig geblieben oder sogar ganz ausgeblieben.

Eigentlich geht es bei den achtsamen Körperdialogen um nichts Besonderes oder Spektakuläres. Es handelt sich nicht um eine neue oder esoterische Methode auf dem Markt der Heilungsangebote. Es geht um das Einfachste, Offensichtlichste und Kostengünstigste, das wir tun können, wenn wir erkranken: Unsere freundliche Aufmerksamkeit nach innen zu richten und den Körper sanft zu erforschen. Eigentlich ist es erstaunlich, wie selten dieses innere Zuhören auf den Körper geschieht!

Die Innenperspektive auf eine Erkrankung eröffnet uns unsere subjektive Sicht. Das innere Körperwissen stellt den Bezug einer Symptomatik zu unserer Lebenssituation her. Von innen her spüren wir unsere Lebendigkeit und unsere Fähigkeit zur Selbstheilung. Der äußere Arzt kann eine Diagnose stellen und uns Informationen über unseren Körper geben, die messbar sind, zum Beispiel Laborwerte, Röntgenaufnahmen oder ein EKG. Diese Informationen sind wichtig und wir sollten keinesfalls auf sie verzichten. Richten wir unsere Aufmerksamkeit dann nach innen, auf den von innen gefühlten Körper, kann aus den vielen medizinischen Details wieder ein zusammenhängendes Ganzes werden.

Das hier vorgestellte Vorgehen, wie Sie das innere Körperwissen um Heilung entschlüsseln und nutzen können, nenne ich *Achtsame Körperdialoge*. Diese Körperdialoge sind nicht als Ersatz, sondern als Ergänzung zu einer fachlich-medizinischen Behandlung gedacht. Es geht darum, die Außenperspektive über eine Erkrankung und deren Behandlungsmöglichkeiten um die Innenperspektive- das subjektive innere Körperwissen- zu ergänzen. Erst wenn äußeres, medizinisches Faktenwissen und inneres, subjektives Wissen zusammenkommen, ergibt sich ein vollständiges Bild.

Die in amerikanischen Wissenschaftszentren entwickelte Mind-Body-Medizin hat zum Ziel, die Wechselwirkung zwischen Bewusstsein, Gehirn, Körper und Verhalten positiv zu beeinflussen. Sie ist in den USA bereits weit verbreitet, während sie bei uns immer noch in den Kinderschuhen steckt. Die Grundlage der Mind-Body-Medizin ist die achtsame Wahrnehmung des eigenen Körpers. Darauf basierend lernen PatientInnen, wie sie ergänzend zu medizinischen Maßnahmen eigene Gesundheitsressourcen positiv nutzen und die eigenen Selbst-Heilungskräfte gezielt anregen können.

Im Dialog mit dem Körper versteht sich als ein Praxisbuch in Mind-Body-Medizin und richtet sich sowohl an jede und jeden, die oder der an körperlichen Beschwerden leidet, als auch an TherapeutInnen. Geschieht dieses achtsame Wahrnehmen des Körpers auf eine bestimmte Weise, die ich in diesem Buch darstellen möchte, dann entspringen dem Körperempfinden Antworten, die uns in der Regel verblüffen und zutiefst Sinn ergeben. Wir haben dann ein wirkliches Aha-Erlebnis. Die überraschende Bedeutung unserer Symptome erweitert unser Lebensgefühl und wir erfahren körperlich spürbar, was der nächste stimmige Schritt zur Heilung oder Krankheitsbewältigung sein kann. Am Ende eines Körperdialoges fühlen wir uns in der Regel mehr mit uns selbst und unserer Umgebung im Einklang und schauen entspannter und akzeptierender auf unsere Beschwerden. Das Frappierende: Die Symptome haben in aller Regel auch eine Linderung erfahren, wenn sie nicht sogar ganz verschwunden sind.

Voraussetzung dafür, dass dieses innere Heilungswissen sich entfalten kann, ist eine freundliche, vorurteilsfreie und vollkommen offene Aufmerksamkeit für unsere Empfindungen im Körper.

Einen achtsamen Körperdialog können wir mit kleineren Symptomen wie zum Beispiel einem Schnupfen oder eine Sehnenscheidenentzündung durchführen, aber auch bei schwereren Erkrankungen wie Krebs oder Rheuma.

Ein achtsamer Dialog mit dem eigenen Körper

- bringt uns in einen fühlbaren Kontakt mit unseren Selbstheilungskräften. Diese können direkt erfahren werden und bleiben keine bloßen Vorstellungen.
- verursacht keine Schmerzen, sondern führt in der Regel zu mehr Wohlbefinden und zu einer Linderung der Symptomatik.
- ist fast immer überraschend und kreativ. Das, was unser Körper selbst zu unserer Gesundheit sagen möchte, können wir weder allein mit unserem Verstand vorausdenken noch mithilfe vorgefertigter psychosomatischer Hypothesen vorwegnehmen.
- führt dazu, dass Krankheiten oder Symptome, die zunächst als lästig oder unangenehm abgewehrt wurden, plötzlich in ihrem Zusammenhang zum eigenen Leben erkannt werden und Sinn ergeben.

Das wiederum steigert die Akzeptanz und bringt meist Linderung oder gar Heilung.

- ist vom Ergebnis her präzise und wird von einem tiefen Gefühl von innerer Stimmigkeit begleitet.
- kostet nichts, wenn man ihn selbst durchführt.
- stärkt das Vertrauen in die Weisheit des eigenen Körpers, das durch die Erkrankung möglicherweise in Mitleidenschaft gezogen wurde.
- ist eigentlich gar nichts »Besonderes« – sondern das aller Einfachste, Nächstliegende und Selbstverständlichste!

Hier zwei weitere Beispiele aus meiner Praxis:

Chronische Müdigkeit

Die Arzthelferin Marianne leidet seit vielen Jahren unter chronischer Müdigkeit. Die Schulmedizin konnte ihr nicht weiterhelfen. Im Rahmen eines achtsamen Körperdialoges tauchen relativ rasch Bilder aus ihrer Kindheit auf, die ihr unangenehm sind und die sie zunächst wegschieben möchte, da sie für ihren Verstand nichts mit der Symptomatik zu tun haben. Nachdem sich die Bilder aber immer wieder vor ihr inneres Auge drängen, gibt sie ihnen wohl oder übel Raum. »Es sind Erinnerungen aus meiner Kindheit. Für meine Mutter war ich eine Last. Sie wollte immer ihre Ruhe haben. Für sie war es am angenehmsten, wenn ich mich nicht bewegte, schön still war oder besser noch schlief. Wenn ich das noch einmal auf mich wirken lasse, spürte ich eine enorme, mich erschütternde, bis jetzt unterdrückte Wut. Jetzt wird mir ganz klar: Wenn ich nicht bereit bin, diese Aggressionen zu fühlen, sacke ich in mich zusammen und werde schläfrig. Jetzt, wo ich mir erlaube, dorthin zu spüren, setzt das ungeahnte Energien in mir frei, die mich aber auch noch ein wenig beängstigen. Neben dieser Angst empfinde ich jetzt aber auch eine große Lust, weiter zu forschen und diese Energien ins Leben zu bringen!«

Schmerzen im Schultergelenk

Konstanze pflegt seit Jahren ihren Mann, der nach einem Schlaganfall viel Zuwendung von ihr verlangt. Sie ist 63 Jahre alt und leidet seit ein paar Wochen unter Schmerzen im rechten Schultergelenk. Diese ziehen sich über den Oberarm bis in den Unterarm hinein. Krankengymnastische Behandlungen blieben bisher ohne Erfolg. Ich lade sie ein, ihre Augen zu schließen und bei der schmerzenden Symptomatik in ihrem Schultergelenk zu verweilen, ohne etwas zu tun. »Es fühlt sich an, als würde ich einen viel zu schweren Rucksack tragen.« Sie seufzt. »Das passt sehr genau zu meiner Situation mit meinem kranken Mann. Ich will sie tragen und ertragen, aber sie ist zu schwer.« Auf meine Frage hin, ob die Schulter etwas dazu sagen möchte, spürt sie in sich hinein. »Die sagt: schultere dir nicht mehr so viel auf, gönn' dir mehr Freizeit. Fang an, Nein zu sagen. Denk erst mal an dich.« Sie schweigt. Dann äußert sie: »Wenn ich jetzt in die Schulter fühle, merke ich, dass das Ziehen fast verschwunden ist.«

Unsere Symptome enthalten meistens, wenn wir ihnen zuhören, einen Bezug zu unserem Leben. Sie sind häufig so etwas wie verschlossene Briefe, die eine wichtige, lebensförderliche Botschaft für uns haben. Nur wir selbst können ihre Botschaft empfangen. Das Problem ist, dass wir die Sprache dieser »Briefe« nicht unmittelbar verstehen. Die Symptome teilen sich uns nicht in Worten mit, sondern in Empfindungen. Der Druck im Bauch, die Schmerzen im Rücken, die Entzündung im Schultergelenk, das Brennen, Ziehen oder Stechen – wir haben erstmal keine Ahnung von deren Bedeutung. Wir brauchen etwas, um diese Empfindungen in Worte oder Bilder zu übersetzen, die wir verstehen und die für uns Sinn ergeben.

Für mich hat sich das Focusing dabei als besonders hilfreich erwiesen.

Körperwissen systematisch Entschlüsseln: Das Focusing

Die von dem Philosophen und Psychotherapeuten Eugene Gendlin entwickelte Selbsthilfe- und Therapiemethode Focusing bietet uns einen systematischen und pragmatischen Weg, um körperliche Empfindungen in Sprache zu übersetzen und damit unser inneres Heilungswissen zu entschlüsseln. Dabei ist es einfacher als man denkt, die Sprache der Symptome zu verstehen. Das Focusing entspricht in vielerlei Hinsicht dem natürlichen Prozess von Selbstheilung. Es sagt uns aber nicht wie ein psychologischer Ratgeber, dass zum Beispiel unser niedriger Blutdruck dafür spricht, dass wir Konflikte vermeiden, sondern es bringt uns Zuhören bei, das achtsame Lauschen, bei dem wir über den Körper den nächsten Schritt in Richtung Gesundheit finden.

Benutzen wir Focusing auf dem Weg zur Genesung, so wird uns kein vorgefertigter Plan für unseren Weg mitgegeben. Es sagt uns keiner »Tu dies oder lass jenes, und du wirst gesund.« Stattdessen zeigt uns unser Körperwissen wie ein Kompass den nächsten Schritt.

Das Focusing stellt uns die Haltungen und Methoden zur Verfügung, die wir brauchen, um unser inneres Wissen um Heilung und Gesundheit in Sprache oder Bilder zu übersetzen und damit zu aktivieren.

Vorschau auf den weiteren Verlauf des Buches

Bevor ich darstelle, wie Sie mithilfe von Focusing achtsame Körperdialoge durchführen können, möchte ich zunächst darauf eingehen, wie wichtig es ist, dass wir selbst die Verantwortung für unsere Gesundheit übernehmen (Kapitel 2). Nach einer kurzen Erläuterung, was Focusing ist, gehe ich auf die Macht des Geistes und der inneren Bilder, auch anhand des Placebo-Effekts ein (Kapitel 3). Sie können daraus ersehen, wie wichtig die Körperdialoge für die Aktivierung der Selbstheilungskräfte sind. Die konkreten Körperdialoge beginnen wir damit, ein Ziel zu formulieren (Kapitel 4). Danach beschreibe ich in Kapitel 5 die Grundhaltung der inneren Achtsamkeit mit ihren heilenden Qualitäten vor. In der Praxis hat es sich bewährt, vor der konkreten Symptomerforschung ein Symbol für den *Inneren Arzt* oder die *Innere Ärztin* zu finden (Kapitel 6). Anschließend wird in Kapitel 7 das Prinzip Freiraum, das die Voraussetzung für einen Körperdialog ist, mit Übungen dargestellt. Lesen Sie in Kapitel 8, wie die eigentliche Auseinandersetzung mit Symptomen und deren Entschlüsselung verlaufen kann, auch mithilfe der Kunst der achtsamen Berührung. Im Kapitel 9 stelle ich dar, wie Sie mithilfe von achtsamen Körperdialogen alle Aspekte einer Erkrankung beleuchten und Antworten nachstehende Fragen erhalten:

- Wie kann ich mit den Gefühlen, die mit dem Krankheitsprozess verbunden sind, heilsam umgehen?
- Welche Gedanken und Einstellungen über meine Erkrankung sind wirklich heilsam?
- Wie treffe ich im Dschungel der Heilungsangebote gute, für mich stimmige Therapieentscheidungen?
- Wie erkenne ich mögliche, die Krankheit aufrechterhaltende Faktoren? Wie kann ich diese ggf. loslassen und die Bedürfnisse, die sich durch diese Symptomatik ausdrücken, besser befriedigen?
- Wie möchte ich mich bezüglich meiner Krankheit verhalten, sodass meine Handlungen mit meinen Empfindungen und mit meiner inneren Stimme übereinstimmen?
- Wie finde ich die soziale Unterstützung, die ich für meine Gesundung brauche?

Kapitel 10 richtet sich in erster Linie an TherapeutInnen und ÄrztInnen. Dort stelle ich zunächst ein achtsames Beziehungsmodell vor und ergänze einige Aspekte der achtsamen Grundhaltung für TherapeutInnen. Focusing und Achtsamkeit in die eigene Arbeit zu integrieren bedeutet nicht zwangsläufig, andere in Körperdialogen anzuleiten. Wesentlicher ist das Handeln aus dem eigenen *Felt Sense,* aus der eigenen Mitte. Das Buch schließt mit Aussagen von MedizinerInnen über die Erfahrungen mit Focusing in ihrer Praxis und mit weiteren Informationen.

Ich habe zur Anschaulichkeit die meisten Übungen durch Fall-Beispiele illustriert. Diese Beispiele stammen entweder von KlientInnen aus meiner psychotherapeutischen Praxis – die Prozesse habe ich mitstenografiert – oder von meinen SeminarteilnehmerInnen, die sie im Nachhinein selbst protokollierten. Die Namen wurden zum Zwecke der Anonymisierung geändert, teilweise auch die biographischen Daten. Für die bessere Lesbarkeit habe ich mir erlaubt, die Dialoge zu kürzen und zusammenzufassen.

Einladung zur Selbsterfahrung

Ein Gramm Praxis wiegt mehr als tausend Tonnen Theorie auf.
SPRICHWORT

Wenn wir wissen wollen, wie eine Mango schmeckt, müssen wir sie essen, sagt ein Sprichwort. Sie halten momentan *nur eine Landkarte* für einen Prozess in Ihren Händen. Wollen Sie wirklich wissen, wie sich ein achtsamer Körperdialog anfühlt, dann reicht es nicht aus, ein Buch zu lesen, denn damit allein können Sie es nicht lernen. Focusing muss persönlich erfahren werden. *Im Dialog mit dem Körper* möchte aber ein Anstoß dazu sein, sich selbst auf den Weg des inneren Zuhörens zu begeben. Viele der vorgeschlagenen Übungen können Sie entweder selbstständig mithilfe der gesprochenen Meditationsanleitungen oder mithilfe einer achtsamen Zuhörerin oder einer Begleiterin durchführen wie zum Beispiel zum Beispiel einem guten Freund oder einer Freundin. Sobald jemand Sie mitfühlend begleitet, ohne sich inhaltlich einzumischen, werden Ihre Körperdialoge sehr an Tiefe gewinnen. Gleichzeitig wird es Ihnen leichter fallen, beim Strom Ihres inneren Erlebens zu bleiben und nicht gedanklich abzuschweifen. Manche Übungen können tiefer gehen, wenn Sie die Selbsthilfemethode des Focusings in einem Seminar oder besser noch in einer Weiterbildung systematisch erlernen oder wenn Sie eine geschulte Focusing-Therapeutin oder -Therapeuten aufsuchen, um sich von dieser bzw. diesem begleiten zu lassen. Adressen finden Sie im Anhang dieses Buches.

Mit der Einladung zur Selbsterfahrung möchte ich auch die Ermutigung verbinden, dem, was ich schreibe, nicht einfach blind Glauben zu schenken. Prüfen Sie bitte alles anhand Ihrer eigenen Erfahrungen und machen Sie diese zu Ihrem Maßstab. Mein Anliegen ist, dass Sie selbst zu Ihrer eigenen inneren Wahrheit finden und dieser dann treu bleiben. Dazu gehört auch, Verantwortung für die eigene Gesundheit zu übernehmen.

KAPITEL 1

Selbstverantwortung und Patientenkompetenz

»You can go your own way!« sang die Band Fleetwood Mac in den 70er Jahren. Den eigenen Weg gehen – gilt das auch für unsere Rolle als Patientinnen und Patienten? Sollten wir uns bei medizinischen Entscheidungen nicht einfach denjenigen anvertrauen, die ein langes Studium absolviert haben und schließlich ExpertInnen auf diesem Gebiet sind? Oder sollten wir uns vielleicht auch einmal fragen, wer letztendlich die Verantwortung für unsere Gesundheit trägt? Im ÄrztIn-PatientIn-Verhältnis hat sich in Hinblick auf diese Fragen in den letzten Jahrzehnten einiges verändert.

Als junge Psychologin arbeitete ich Mitte der 80er Jahre in einer Rehabilitationsklinik in einem winzigen Dorf im Schwarzwald. Zu uns kamen PatientInnen mit orthopädischen und internistischen Problemen sowie mit Augenerkrankungen. Ich war offen gestanden zunächst schockiert darüber, wie sich viele PatientInnen in der Sprechstunde darstellten: Sie erwarteten, von unserem Team behandelt, therapiert und am besten täglich massiert zu werden, ohne etwas an ihrem – aus meiner Sicht häufig krankmachenden – Lebensstil verändern zu wollen. Eines Tages hielt ich in Anwesenheit meines Chefs, eines freundlichen, aber etwas ängstlichen Internisten, eine flammende Rede und bat die PatientInnen darum, die Klinik nicht wie eine Kfz-Werkstatt zu betrachten, nicht wie einen Ort, an dem man herumliegen kann, um sich Medikamente einträufeln und passiv therapieren zu lassen. Mein Chef kräuselte während meiner Ansprache zunächst die Stirn und warf mir zunehmend böse Blicke zu, die mir zu verstehen gaben, ich möge mit diesem Unsinn bitte umgehend aufhören. Im anschließenden Gespräch mit ihm begriff ich, dass er nicht nur Angst davor hatte, ich könnte unsere Patienten mit meiner norddeutschen Direktheit vor den Kopf stoßen, sondern dass er sich mündige Patienten gar nicht unbedingt wünschte!

Mittlerweile befinden wir uns in der Gestaltung der ÄrztIn-PatientIn-Beziehung an einem Wendepunkt. Über Jahrhunderte hinweg sollten PatientInnen nur passiv sein und den Anweisungen ihres – meist männlichen - Arztes möglichst Folge leisten, ohne viel nachzufragen. Noch in den 60er Jahren wurden den PatientInnen Diagnosen zum Teil nicht mitgeteilt, oder sie wurden nur unzureichend über ihre Erkrankung informiert. Diese Haltung prägt unsere Gesellschaft immer noch tief. Nicht selten geben wir auch heute noch die Verantwortung für unsere Genesung blind an die behandelnden ÄrztInnen ab.

Warum aber ist es so entscheidend, dass wir sie selbst übernehmen?

Eine ÄrztIn kann uns mit medizinischen Informationen und messbaren Parametern versorgen, sie kann aber unseren Körper nicht von innen fühlen. Sie kennt weder unsere Lebenssituation noch unsere inneren Konflikte. Letztendlich können nur wir die Bedeutung unserer Symptomatik finden, nur wir können unseren Lebensstil in Richtung Gesundheit verändern. Die Ärztin oder der Arzt kann uns darin begleiten und unterstützen.

Des Weiteren ist die Datenlage in der Medizin ist nicht so gesichert, wie es von außen erscheinen mag. Aus verschiedenen Gründen musste ich selbst wegen der Behandlung meiner Schilddrüsen-Unterfunktion mehrmals die ÄrztIn wechseln. Die erste Ärztin diagnostizierte vor ca. 22 Jahren bei mir Hashimoto-Thyreoiditis, eine Autoimmun-Erkrankung, bei der sich die Schilddrüse selbst zerstört. Diese Erkrankung sei chronisch, ich müsse damit leben, bräuchte mir aber keine Gedanken darüber zu machen, da man sie mithilfe von Schilddrüsen-Hormonen gut in den Griff bekäme. Ich nahm und nehme die empfohlenen Hormone bis heute ein. Zehn Jahre später zog ich aus Süddeutschland nach Hamburg. Dort suchte ich erneut einen Spezialisten auf, um meine Schilddrüse kontrollieren zu lassen. Dieser Professor erläuterte mir, dass ich nie eine Hashimoto-Thyreoiditis gehabt hätte, die Datenlage sei eindeutig. Ich fühlte mich erleichtert. Als ich auf Anraten einer Heilpraktikerin Jahre später doch noch einmal abklären wollte, ob ich denn nun eine Hashimoto-Thyreoiditis habe oder nicht, konsultierte ich einen weiteren, sehr erfahrenen Endokrinologen. Dieser Facharzt sagte nach Auswertung aller Ergebnisse, er könne mir nicht sagen, ob ich diese Erkrankung hätte, vielleicht sei sie auch ausgeheilt, es sei aber auch egal, denn es würde an der Therapie nichts ändern. Nachdem dieser Spezialist eine astronomisch hohe Rechnung ausgestellt hatte, ging ich bei der nächsten fälligen Kontrolle der Schilddrüse zu einer mir von verschiedenen Seiten empfohlenen Endokrinologin. Diese kam zu dem Schluss: »Sie haben eindeutig eine Hashimoto-Thyreoiditis. Diese Erkrankung kann nicht ausheilen, sie ist chronisch.« Sie verordnete zusätzlich zu den Schilddrüsen-Hormonen die Einnahme von Selen und empfahl mir ein Buch über Leben mit Hashimoto-Thyreoiditis.

Vier ÄrztInnen, drei Meinungen. Diese verwirrenden Ergebnisse liegen meiner Ansicht nach nicht an der Inkompetenz der von mir aufgesuchten Fachleute – es waren alles erfahrene und angesehene VertreterInnen ihres Faches –, sondern daran, dass die Fakten in der Medizin eben häufig nicht so eindeutig sind, wie wir sie gerne hätten. Dies betrifft nicht nur die Diagnosen, sondern auch die Therapien. »Man glaubt es kaum, aber die meisten medizinischen Behandlungsmethoden können sich nicht auf wirklich gutes quantitatives Belegmaterial berufen,« so der angesehene Medizinprofessor und Direktor des Stanford Prevention Research Centers, John Ioannidis (Freedman 2010). Viele Studien, die in renommierten Fachzeitschriften veröffentlicht wurden, werden zum Beispiel kurze Zeit später von anderen, weiteren Studien zur gleichen Frage widerlegt.

Hinzu kommt, dass nicht alle medizinischen Empfehlungen ausschließlich zum Wohle der PatientInnen getroffen werden. Kliniken und Praxisbetreiber stehen mittlerweile unter einem großen Druck, hohe Renditen zu erzielen. So wird in Deutschland wesentlich häufiger operiert als in anderen Ländern. Einer Studie im Auftrag der Bertelsmann-Stiftung zufolge gibt es bei uns zum Beispiel jährlich 70 000 Schilddrüsenoperationen, wobei bei 90 Prozent der Eingriffe keine bösartigen Veränderungen vorliegen. Auch seien 70 Prozent der Verordnungen für Magensäureblocker, die zu den am häufigsten verordneten Medikamenten zählen, medizinisch nicht notwendig (IGES 2019).

Darüber hinaus sind ÄrztInnen immer wieder gezwungen, Interventionen anzuordnen, die ihnen selbst nicht sinnvoll erscheinen, um sich gegen Schadensersatz-Prozesse abzusichern. Obwohl zum Beispiel mehr als 20.000 AmerikanerInnen im Jahr an krankenhausbedingten Infektionen sterben und Intensivstationen in dieser Hinsicht am gefährlichsten sind, kann es sein, dass ein behandelnder Arzt die Verlegung dorthin anordnen muss, auch wenn sie ihm im Einzelfall nicht richtig erscheint. Nur so kann er sich vor möglichen Rechtsansprüchen klagender Angehöriger absichern. Prof. Gerd Gigerenzer spricht von einer tickenden Zeitbombe im Gesundheitssystem und meint damit den drohenden Vertrauensverlust von Patienten angesichts ärztlicher Entscheidungen, die nur dem Selbstschutz vor Klagen oder dem eigenen Profit dienen und nicht das Patientenwohl als oberste Prämisse haben (Gigerenzer 2013).

Angesichts dieser Gründe macht es zutiefst Sinn, dass wir die Verantwortung für die eigene Gesundheit nicht blind abgeben, sondern selbst übernehmen. Das bedeutet, dass wir uns bei weitreichenden medizinischen Maßnahmen umfassend informieren, vielleicht auch eine zweite Meinung einholen, bevor wir eine Therapieentscheidung verantwortlich treffen. Besonders bei chronischen Erkrankungen bedarf es der aktiven Übernahme von Verantwortung von Betroffenen und den Mut, den eigenen Weg zu gehen, manchmal eben auch gegen ärztlichen Rat oder gegen drängende Angehörige, indem wir unserer inneren Überzeugung und dem inneren Körperwissen treu bleiben. Studien über PatientInnen, die entgegen aller ärztlichen Prognosen ihre Krebserkrankung besiegt haben, ergaben, dass sie allesamt für ihre Gesundheit selbst Verantwortung übernommen haben, natürlich nicht ohne medizinischen Rat (Turner 2015).

Dabei muss man als betroffene Person damit rechnen, vom medizinischen Fachpersonal nicht immer freundlich behandelt zu werden, wenn man die Kontrolle über die eigene Genesung selbst übernimmt. Der amerikanische Psychoonkologe Lawrence LeShan schrieb in seinem lesenswerten Buch *Diagnose Krebs, Wendepunkt und Neubeginn* (LeShan 1993), dass er sich oft Sorgen um seine PatientInnen machte, wenn er sie in der Klinik besuchte und das Personal ihn besonders freundlich empfing. Er schlussfolgerte daraus, dass sein Patient oder seine Patientin angepasst ist. Wurde er hingegen vom Personal eher grimmig begrüßt, weil ein(e) PatientIn sich aufmüpfig verhielt, freute er sich, denn so wusste er, dass diese(r) auf dem Wege der Besserung war.

PatientInnen sind heute wesentlich aufgeklärter und selbstverantwortlicher, und möchten, dass ihnen MedizinerInnen partnerschaftlicher begegnen als noch vor einigen Jahrzehnten. Vielleicht wird ja der Begriff »Patient«, lateinisch »geduldig, aushaltend, ertragend«, eines Tages durch das passendere Wort »Agent«, also jemand, der handelt, ersetzt – das wünscht sich Harald Walach, der ehemalige Leiter des Instituts für transkulturelle Gesundheitswissenschaften an der Europa-Universität Viadrina. (Walach 2011)

»Die Kraft des Arztes liegt im Patienten«, erkannte Paracelsus bereits im 16. Jahrhundert. Medikamente und Operationen können den Heilungsprozess unterstützen und anregen. Letztendlich findet er aber im Körper und Geist der Betroffenen statt, mithilfe ihrer Fähigkeit zur Selbstheilung. Um als PatientInnen die eigene Kompetenz und Verantwortung voll ausschöpfen und wirklich das Steuer in die Hand nehmen zu können, brauchen wir neben einer guten fachlich-medizinischen Begleitung auch

Wissen und Methoden, um die Sprache unseres *Inneren Arztes* / unserer *Inneren Heilerin* zu verstehen und zu nutzen. Dieses Wissen möchte ich Ihnen in dem vorliegenden Buch an die Hand geben.

KAPITEL 2

Grundlage des Körperdialogs: Das Focusing

Eugene Gendlin, der Begründer der Selbsthilfemethode des Focusings, ist ein 1926 in Österreich geborener und 2017 in den USA verstorbener Philosoph und Psychotherapeut, der in New York lebte, schrieb, therapierte und unterrichtete. Faszinierend waren für mich seine Augen: Wach, lebendig, warm und eine Tiefe ausstrahlend. Wenn er sprach, wirkte es häufig auf mich so, als kämen seine Worte nicht aus dem Vorratsspeicher seines Gedächtnisses, sondern als würden sie in diesem Moment völlig frisch aus seiner Intuition und seinem jetzigen Erleben geformt. Sprache mit ihren Worten, Vorstellungen und Konzepten hat ja oft die Eigenschaft, die Welt in ihre Einzelteile zu zerlegen und zu trennen. Nicht so bei Gendlin. Sprach er, empfand man beim Zuhören ein tiefes Gefühl von Verbundenheit. Es war so, als kämen seine Worte aus einer tieferen Schicht seines Bewusstseins, in dem alle Dinge eins sind und in Verbindung miteinander stehen.

Als junger Mann arbeitete er in Chicago an einem Forschungsprojekt von Carl Rogers mit, dem Begründer der Klientenzentrierten Psychotherapie. Die Fragestellung des Projektes war: Was wirkt eigentlich in einer Psychotherapie? Um diese Frage zu beantworten, nahm man tausende

Therapiesitzungen unterschiedlicher Richtungen und verschiedener TherapeutInnen auf Tonband auf und wertete sie aus. Dabei machte Gendlin eine erstaunliche Entdeckung: Ob eine Klientin oder ein Klient mit der Therapie Erfolg haben würde oder nicht, hing gar nicht so sehr von der gewählten Psychotherapie-Methode oder von der Persönlichkeit des Therapeuten bzw. der Therapeutin ab, wie man vielleicht vermuten würde, sondern in erster Linie von den Betroffenen selbst! An der Art, wie sie ihr Problem in der ersten Sitzung vortrugen, konnte man zuverlässig vorhersagen, ob die Therapie zu den gewünschten Veränderungen führen würde oder nicht. KlientInnen, die beim Sprechen auch manchmal innehielten, seufzten, stammelten, nach einem Wort rangen, Menschen also, bei denen die Sprache mit dem Körper verbunden war, zeigten im Laufe des therapeutischen Prozesses die gewünschten Veränderungen. Redete aber eine Person ohne sichtbare emotionale Beteiligung über ihr Problem, hatte sie später auch nicht den gewünschten Therapieerfolg.

Was machten denn nun »erfolgreiche« KlientInnen anders als die Nicht-Erfolgreichen? Offenbar spürten sie in ihren Körper hinein, während sie sprachen. Sprache und inneres Erleben waren also miteinander verbunden.

Gendlin untersuchte dieses Phänomen umfassend und bildete es in einer Methode ab, die er Focusing nannte. Es handelt sich beim Focusing demnach nicht um etwas vollständig Neues, sondern das Focusing systematisiert nur einen Prozess, den wir alle kennen, wenn wir eine Einsicht haben, die nicht nur kognitiv ist, sondern uns verändert. Ein Aha-Erlebnis, eine körperlich gefühlte Erkenntnis, die uns aufatmen lässt, die unser Lebensgefühl erweitert und uns anders handeln lässt als zuvor. Wie kommt es nun zu einem derartigen Aha-Effekt?

Gendlin hat diesen organismischen Prozess in sechs Schritten abgebildet, um ihn als Methode lehrbar zu machen. Wir brauchen dafür zunächst ein Thema, eine Fragestellung. Das Thema könnte z. B. sein: Was hindert mich daran, gesund zu werden?

Die sechs Schritte im Focusing

1. **Zu Beginn des Prozesses schaffen wir Freiraum,** um genügend Abstand zu haben, damit etwas Neues passieren kann (vgl. Kapitel 7).
2. **Der Felt Sense:** Nun lassen wir das Thema auf uns wirken und achten darauf, wie es sich in unserem Körper anfühlt, welche körperlich gefühlte Resonanz es auslöst. Diese Resonanz, z.B. ein mulmiges Gefühl im Bauch, wird *Felt Sense* genannt. In ihr steckt die ganze Bedeutung, die ein Thema für uns hat. Verweilen wir bei ihr mit absichtsloser Aufmerksamkeit, entfaltet sich von alleine der Sinngehalt des Themas. Es entstehen Bilder, Worte, Gefühle oder Gesten, die unser inneres Erleben ausdrücken und bewusst machen. Passen diese Symbolisierungen des *Felt Sense*, dann spüren wir, dass durch sie eine Veränderung des Bauchgefühls geschieht: Es wird entweder stärker, nimmt ab oder verwandelt sich in ein anderes Empfinden.

   Im Deutschen wurde der Begriff *Felt Sense* (etwa: »gefühlte Bedeutung«) beibehalten, da es sich um ein Kunstwort von Eugene Gendlin handelt, das deutlich mehr bezeichnet, als Sprache aussagen kann, und sich insofern schlecht übersetzen lässt.
3. **Wir begrüßen und benennen das, was wir wahrnehmen**, und verweilen dann absichtslos dabei. Vielleicht tritt als *Felt Sense* ein Druck in der Magengegend auf. Diesen »Druck« nennt man einen Griff. Damit haben wir schon etwas vom *Felt Sense*, aber noch nicht seine ganze Bedeutung.
4. **Jetzt vergleichen wir die von selbst auftauchenden Symbole (Worte, Bilder, Gefühle, Körperempfindungen oder Bewegungen) mit dem inneren Erleben.** Aus dem Wort »Druck« wird vielleicht eine Steinplatte, die erdrückend wirkt. Im Spüren und Symbolisieren findet der Kernprozess des Focusings statt.
5. **Wenn es stockt, können wir Fragen stellen,** z. B.: Passt diese Steinplatte zu irgendetwas in meinem Leben? Gibt es etwas, das sich so

erdrückend anfühlt wie diese Steinplatte? Plötzlich taucht die Erinnerung an eine kranke Schwester auf, auf die wir Rücksicht nehmen mussten. Wir erkennen, dass wir uns innerlich Heilung nicht vollständig erlauben, um die Schwester nicht noch mehr in den Schatten zu stellen. Diese Erkenntnis führt zu einer Erleichterung – dem *Felt Shift*. Wir atmen auf, die Steinplatte ist kaum noch spürbar. Ein *Felt Shift* ist ein körperlich gefühltes Aha-Erlebnis. Wenn aus dem *Felt Sense* eine Symbolisierung aufgetaucht ist, die zu unserem inneren Erleben passt, eine neue Erkenntnis oder Einsicht, atmen wir auf und der *Felt Sense* verändert sich fühlbar.

6. **Zum Schluss schauen wir, was es braucht, um die neue Erkenntnis anzunehmen und vor möglichen kritischen Stimmen zu schützen.**

Anwendungsmöglichkeiten von Focusing

Das Focusing ist eine Methode der Therapie und Selbsthilfe, die man

- mit sich alleine durchführen kann. Dies ist die schwierigste Anwendungsform, denn hierbei muss man gleichzeitig focussieren und sich selbst begleiten. Die Gedanken können leicht abschweifen. Deshalb kann es hilfreich sein, sich während des Prozesses Stichworte zu machen.
- zu zweit, als partnerschaftliches Focusing: machen kann. Man schließt sich dabei mit einer Person zusammen, die möglichst ein wenig Focusing gelernt hat oder einfach eine gute Zuhörerin ist und durch ihre Aufmerksamkeit den Prozess begleitet. Dies ist die häufigste Anwendungsform des Focusings.
- als Form der Psychotherapie oder Beratung professionell anwenden kann: Hierzu braucht es eine Therapieausbildung in Focusing. Wie Sie einen geschulten Focusing-Therapeuten oder eine Therapeutin, finden lesen Sie bitte im Anhang des Buches.
- mit vielen anderen Methoden, wie zum Beispiel Homöopathie, Osteopathie, Kunsttherapie oder Alexandertechnik gut verbinden kann.

Die vorgeschlagenen Körperdialoge können Sie also entweder allein durchführen oder mithilfe eines (Focusing-) Partners oder eines gelernten Psychotherapeuten oder einer Psychotherapeutin. Je nachdem, wie gut Sie sich selbst oder wie gut Ihr Partner bzw. Ihre Therapeutin zuhören und begleiten können, wird Ihr Prozess an Tiefe gewinnen. Für den Kernprozess »Focusing über ein Symptom« in Kapitel 8 empfehle ich auf alle Fälle, sich kompetent begleiten zu lassen. Dieser Prozess ist in der Regel zu komplex, um ihn allein durchzuführen.

Da das Focusing ein natürlicher Prozess ist, können Sie die Körperdialoge oder Elemente aus den Körperdialogen auch mit anderen Methoden, die Sie bereits kennen, verbinden. Voraussetzung ist, dass Sie die Haltung der inneren Achtsamkeit und Absichtslosigkeit dabei nicht verlassen und dass Sie aus dem eigenen *Felt Sense* heraus handeln, wie ich es in Kapitel 10 näher erläutert habe.

Unser Körper: Maschine oder wissender Organismus?

»Ich habe Körperingenieurs-Wissenschaft studiert«, seufzt unser Nachbar, ein junger, engagierter, vom Medizinbetrieb jedoch desillusionierter Psychiater und lässt die Schultern hängen. Das Modell des Körpers als einer Maschine beeinflusst immer noch unser vorherrschendes Medizinsystem. Der Philosoph René Descartes (1556 -1650) schrieb in seiner Abhandlung über den Menschen, der Mensch gleiche einer Maschine, sein Herz zum Beispiel wie ein Ofen funktioniere. Dieses Maschinenparadigma durchdringt unser medizinisches Verständnis vom Körper, Krankheit und Heilung erstaunlicherweise bis heute. Es hat in der westlichen Medizin ein enormes Detailwissen hervorgebracht sowie eine Akut-Medizin, die teilweise hervorragende Heilungserfolge vorweisen kann, von denen wir alle profitieren. Eine Schattenseite dieses Körperverständnisses ist aber, dass das große Detailwissen nicht wieder zu einem ganzheitlichen Bild zusammengefügt wird. Der Mensch wird häufig nicht in seiner körperlich, geistigen und sozialen Gesamtheit gesehen, er steht paradoxerweise auch gar nicht immer im Mittelpunkt der Behandlung.

Bei einem solchen Körperverständnis findet außerdem die wichtigste Heilkraft, die wir haben, die Kraft zur Selbstheilung und das innere Wissen um Heilung, zu wenig Beachtung. Eine Maschine kann sich nicht selbst heilen, sie muss von außen geheilt bzw. repariert werden. Obwohl dieses reduzierte Körperverständnis einerseits durch das Fachgebiet der Psychosomatik und andererseits durch die Erkenntnisse der Neurowissenschaften auch wissenschaftlich als überholt gilt, sind immer noch weite Teile unseres Medizinbetriebs davon durchdrungen. Aus meiner Sicht liegt dies auch daran, dass die Pharmaindustrie, die Hersteller medizinischer Geräte und viele Klinikbetreiber an dem vorherrschenden Körpermodell und der daraus resultierenden Medizin großen Profit ziehen und ihre wirtschaftlichen Interessen machtvoll in der Gesundheitspolitik geltend machen.

Die psychosomatische Medizin vertritt seit Jahrzehnten ein ganzheitlicheres Verständnis des Körpers, des Menschen und seiner Erkrankungen. Sie hat auch die subjektive Seite einer Erkrankung, die Gegenstand dieses Buches ist, in die Medizin eingeführt. Sie steht für eine patientenorientierte, integrierte Medizin, bei der der Mensch und nicht die Krankheit im Mittelpunkt steht. Ihr Ziel, eine solche Medizin flächendeckend zu etablieren, ist bislang nur in Ansätzen gelungen. Wichtig ist, dass man heutzutage mit dem Begriff »psychosomatisch« nicht mehr meint, eine Krankheit sei seelisch bedingt. Dies würde dem alten Leib-Seele-Dualismus und einem einfachen Ursache- Wirkungsdenken entsprechen. Stattdessen geht man bei der Krankheitsentstehung von einem hochkomplexen Zusammenspiel verschiedener Faktoren aus.

Das ganzheitliche Verständnis der psychosomatischen Medizin wird nun von den Erkenntnissen der modernen Neuro- Wissenschaften bestätigt. Diese zeigen, dass Körper und Geist nicht zweierlei, sondern eins sind, verschiedene Seiten der gleichen Medaille. Durch bildgebende Verfahren, die uns seit den 90er Jahren erlauben, einen Blick in unser inneres

Gehirn zu werfen, wissen wir, dass Gedanken Einfluss auf das Gehirn und den Körper haben. Mentale Aktivitäten wie zum Beispiel Kopfrechnen, Meditation oder Imaginationen korrelieren unmittelbar mit materieller, neuronaler Aktivität im Gehirn. Was durch unseren Geist strömt, verändert auch die »Hardware« unseres Gehirns. Wenn zum Beispiel Probanden eine Fingerübung auf einer Klaviatur einüben, dann vergrößern sich die für diese Finger zuständigen Areale im Gehirn. Dies geschieht erstaunlicher Weise auch dann, wenn die Fingerübungen nur in der Vorstellung durchgeführt werden! (Rüegg 2010) Auch Fühlen und Denken sind untrennbar miteinander verbunden. Ein Lächeln, das wir bewusst entstehen lassen, führt zu einer freundlicheren inneren Stimmung und freundlicheren Gedanken. Eine bestimmte Art zu atmen beruhigt unseren Gemütszustand. Wir können also allein durch Vorstellungsbilder Körperfunktionen positiv beeinflussen. Hinzu kommt, dass wir in einer sich ständig wechselseitig prägenden Interaktion mit unserer Umwelt stehen.

Es liegt nahe, dass wir Körper, Geist und letztlich auch Umwelt nicht mehr getrennt voneinander denken und behandeln, sondern als Einheit. ein Paradigma vom Körper, das ihn in seiner Gesamtheit betrachtet als einen wissenden, lebendigen, beseelten und mit seiner Umwelt zutiefst verbundenen Organismus wird von Eugene Gendlin skizziert:

Im Focusing betrachten wir den Körper nicht von außen, sondern beziehen uns auf den »von innen gefühlten« Körper. Es ist ein großer Unterschied, ob ich jetzt gerade meinen Bauch von außen betrachte oder die Augen schließe und ihn von innen wahrnehme. Spüre ich den Bauch von innen, dann nehme ich auch die Situation wahr, in der ich mich gerade befinde. Es fühlt sich von innen her anders an, wenn ich am Strand sitze und aufs Meer schaue oder wenn ich mich in einer konfliktreichen Sitzung mit Kollegen befinde. Wir beziehen uns also auf den von innen gefühlten Körper, der die Situation wahrnimmt, in der er sich befindet, und auf den lebendigen Körper.

Alles, was lebt, trachtet danach, weiter zu leben. Es impliziert sein Weiterleben und bewegt sich in eine das Leben fortsetzende Richtung, so Gendlin. In der körperlich gefühlten Resonanz auf eine Situation ist nicht nur die gegenwärtige Situation, sondern auch all unser Erfahrungswissen als »Bauchgefühl« wahrnehmbar. Bleiben wir nun mit absichtsloser Aufmerksamkeit bei unserem Bauchgefühl zum Beispiel über die konfliktreiche Sitzung, in der wir uns gerade befinden, und finden wir Symbolisierungen(zum Beispiel Worte oder Bilder) dafür, dann ist es nicht statisch, sondern lebendig, und hat die Fähigkeit, den nächsten richtigen Schritt des Weiterlebens anzudeuten. In unserer körperlich gefühlten Resonanz auf eine Situation spüren wir einen vorwärts gerichteten Drang als Tendenz in eine bestimmte Richtung. »Ein lebendiger Körper lebt von sich selbst aus und macht aus sich selbst heraus seinen nächsten Lebensprozess-Schritt. Das ist der nächste Schritt im Focusing. Dieser nächste Schritt wird vom Organismus selbst projektiert, selbst entworfen«, so der Philosoph Gendlin (Gendlin 2007).

Es ist wahrscheinlich neu und ungewohnt, den Körper zu betrachten als etwas, das mehr weiß als unser Verstand. In meinem Körper trage ich das Wissen darüber, was mir guttut, mich heilt. Der Körper trägt in sich die ganze Komplexität der Situation, zum Beispiel einer Erkrankung, und er kann uns den nächsten stimmigen Schritt besser zeigen als nur der Kopf allein. Betrachten wir mit diesem Verständnis unseres Körpers als einem wissenden Körper nun seine Fähigkeit zur Selbstheilung.

KAPITEL 3

Placebo-Effekt, Selbstheilungskräfte und die Macht der inneren Bilder

Ein Placebo ist ein Scheinmedikament, häufig eine Zuckerpille, von dem PatientInnen aber glauben, es handele sich um ein echtes pharmakologisches Mittel. Studien zeigen, dass durch die Gabe von Placebos unter anderem Blutdruck und Cholesterinwerte sinken, die Magensäure reduziert wird und sich die Aktivität weißer Blutkörperchen verbessert. Mit einer Scheinakupunktur kann man die Häufigkeit von Hitzewallungen halbieren und nach der Einnahme von angeblichen »Fruchtbarkeitsmedikamenten« werden 40 % der wegen Unfruchtbarkeit behandelten Patientinnen schwanger! (Rankin 2014)

Placebo-Effekt nennt man die Tatsache, dass allein die Vorstellung, eine Therapie, ein Medikament oder eine andere Behandlung sei wirksam, auch tatsächlich die Körperchemie verändert. Umgekehrt spricht man bei der negativen Vorstellung, nämlich dass die Behandlung schadet, von einem Nocebo-Effekt, lateinisch: Ich werde schaden.

Im Herbst 2012 wurde ein 26-jähriger junger Mann von seiner Freundin in die Notaufnahme der Universitätsklinik Hamburg eingeliefert. Er zitterte am ganzen Leib, schwitzte stark, und sein Blutdruck war auf 80/40 abgesackt. Die Freundin berichtete, dass er mithilfe von 29 Anti-

Depressiva-Tabletten versucht habe, seinem Leben ein Ende zu setzen. Bei näherer Nachforschung stellte sich heraus, dass der junge Mann an einer Medikamenten-Studie teilnahm, bei der Anti-Depressiva erforscht wurden. Er befand sich jedoch ohne zu wissen in der Kontrollgruppe, also in der Gruppe von Patienten, die lediglich Placebos bekamen. Mit anderen Worten: Der Patient hatte versucht, sich mithilfe von Zuckerpillen das Leben zu nehmen - und zeigte tatsächlich alle Erscheinungen einer Medikamentenvergiftung (*Ärztezeitung,* 19. 10. 2012)!

In einer Studie wurde PatientInnen Zuckerwasser verabreicht mit dem Hinweis, es handele sich um ein Brechmittel. 80 Prozent übergaben sich dennoch! Bernie Siegel zitiert in *Prognose Hoffnung* eine weitere Studie, bei der man KrebspatientInnen statt einer Chemotherapie eine Kochsalzlösung verabreichte. 30 Prozent der Versuchsteilnehmenden fielen daraufhin die Haare aus! (Rankin 2014)

Interessanterweise existiert der Placebo-Effekt sogar in der Chirurgie. Der Orthopäde Bruce Moseley teilte 180 PatientInnen mit Arthrose im Knie in drei Gruppen ein. Eine Gruppe erhielt nur einen oberflächlichen Einschnitt, bei der zweiten Gruppe wurde ins Gelenk eingedrungen und es wurde ausgewaschen, die dritte Gruppe erhielt die volle Operation inklusive Knorpelentfernung. Die PatientInnen und die nachuntersuchenden ÄrztInnen wussten nicht, welcher Gruppe sie jeweils zugehörten. Nach zwei Jahren stellte sich heraus, dass sich die PatientInnen in allen drei Gruppen im gleichen Maße besser fühlten. Das zeigt, dass allein die Vorstellung, operiert worden zu sein, bereits dazu führt, dass man sich besser fühlt und dass sie offenbar genauso wirksam ist wie die komplette Arthrose-Operation selbst (Moseley 2002).

Lissa Rankin zitiert den interessanten Fall einer Psychiatriepatientin mit multipler Persönlichkeit. Der eine Teil der Patientin war keine Diabetikerin und hatte ganz normale Blutzuckerwerte. Wenn sie aber in den anderen Teil ihrer Persönlichkeit schlüpfte, glaubte sie, Diabetikerin zu sein, und ihre Blutzuckerwerte schossen derartig in die Höhe, dass sie nach medizinischen Kriterien tatsächlich Diabetikerin war. Die Werte normalisierten sich wieder, wenn sie in den anderen Teil ihrer Persönlichkeit zurückkehrte (Rankin 2014).

Wie kann das sein? Wieso bekommt jemand Diabetes, nur weil sie glaubt, Diabetikerin zu sein? Wieso fallen Menschen nach der Einnahme einer Kochsalzlösung die Haare aus? Und wieso wirken Zuckerpillen gegen Schmerzen fast so gut wie Morphium?

Der Nocebo-Effekt wird von WissenschaftlerInnen damit begründet, dass eine Negativbotschaft Stressalarm, eine Erhöhung des Cortisolspiegels und damit eine Angst- und Fluchtreaktion auslöst. Umgedreht führt der Glaube an die Wirksamkeit eines Medikaments oder einer Therapie zu einer vermehrten Ausschüttung von Endorphinen und Dopaminen, die wiederum aufsteigende Schmerzreize hemmen. Indem wir uns entspannen, die Angst loslassen und die Besserung unserer Symptome antizipieren, nehmen wir ganz direkt Einfluss auf die Vorgänge in unserem Körper. Neben der Erwartungshaltung spielt aber auch ein Konditionierungseffekt eine Rolle. Wenn – laut Studien – eine Person regelmäßig ein Medikament einnimmt, von dem sie weiß, dass es wirksam ist, und das dann aber bei jeder zweiten oder dritten Dosis durch ein Placebo ersetzt wird, lässt die Wirkung des Medikaments keineswegs nach (Walach 2017).

Harald Walach kommt in seinem Buch *Weg mit den Pillen* nach der Auswertung vieler Studienergebnisse zu dem Ergebnis, der Placebo-Effekt sei der eigentliche Riese, auf dem der Zwerg der pharmakologischen oder chirurgischen Behandlung reite und nicht umgekehrt. Natürlich gibt es auch Fälle, in denen es nicht so ist, in denen die materielle Ebene der Behandlung Vorrang hat vor der des Glaubens und der Vorstellungskraft, wenn zum Beispiel einem Patienten, der im Koma liegt, blutdrucksenkende Mittel gegeben werden und diese wirksam sind. Dennoch illustriert das Bild des Riesen sehr gut, wie sehr wir bisher den Placebo-Effekt, also die Kraft unserer Vorstellung, unterschätzt haben. Walach schlägt vor, diesen Effekt, der mit der Kraft von Zuversicht, Hoffnung, Entspannung und Angstreduktion einhergeht, zukünftig als den Effekt der Selbstheilungskräfte zu bezeichnen. Dadurch wird die in jedem von uns existierende Heilkraft nicht zu einem unerwünschten Nebeneffekt medizinischer Forschung abgewertet, sondern als etwas für den Gesundungsprozess Wesentliches herausgestellt.

Das Wort »Medikament« stammt aus dem Lateinischen *medica mente*, was so viel bedeutet wie: »Heile durch den Geist«. Mit der Vorstellung, dass ein bestimmtes Medikament, eine Operation oder andere Therapie wirksam sei, entwickeln wir ein inneres Bild von Heilung. Wir fühlen uns entspannter und hoffnungsvoller als zuvor. Alle dies hat tatsächlich messbaren Einfluss auf unseren Körper. Deshalb ist es so wichtig, dass wir herausfinden, an welche Behandlung wir wirklich glauben, und diese dann auch durchführen. Nur wenn uns eine Therapie auch innerlich überzeugt, kann sie ihre volle Wirkung entfalten.

Schon Paracelsus hielt vor 500 Jahren die Imagination für die eigentliche Kraft im Heilungsprozess. Er führte aus, wir besäßen als Menschen eine sichtbare Werkstatt, unseren Körper, und eine unsichtbare, die Vorstellungskraft. Diese sei die Sonne in der Seele des Menschen. Er fügte weiter hinzu, dass der Arzt oder die Ärztin in uns selbst vorhanden sei! (Faulstich 2010)

Der Hirnforscher Gerald Hüther spricht ebenfalls von der Macht der inneren Bildern, die unsere Wahrnehmung von der Welt bestimmen und ordnen. Es sind diese im Gehirn gespeicherten Muster, die wir benutzen, um uns in der Welt zu orientieren. Offenbar entscheiden diese Bilder auch darüber, wie und wofür wir unser Gehirn benutzen. Joachim Faulstich stellt in seinem Buch *Das Geheimnis der Heilung* die These auf, dass unsere inneren Bilder die eigentlichen Steuerinstanzen sind, die Intelligenz, die das psychosomatische Netzwerk aus der Tiefe im Gleichgewicht hält (Faulstich 2010).

Bei einer ganzheitlichen Krankheitsbehandlung geht es dementsprechend nicht nur um die Bekämpfung von Symptomen, sondern um eine grundsätzliche Neuorientierung: eine Veränderung unheilsamer, häufig unbewusster Vorstellungen und Überzeugungen in Richtung heilender und wohltuender innerer Bilder.

Mithilfe der achtsamen Körperdialoge wird es uns möglich, unsere verborgenen, krankmachenden Bilder aufzuspüren. Einmal ins Licht des Bewusstseins geführt und körperlich gefühlt, findet unser Organismus dann häufig von selbst neue, heilende Bilder, die wiederum zu einer Neuorganisation des psychosomatischen Netzwerks führen. Am Ende eines Körperdialoges fühlen wir uns deshalb in aller Regel entspannter, wohliger und mehr in Einklang mit uns selbst. Wir haben neue Bilder und Einsichten gefunden, die uns stärken, heilen oder zumindest die Kraft geben, mit der Symptomatik oder der Erkrankung besser umzugehen.

WissenschaftlerInnen haben die seltenen Spontan-Heilungen von KrebspatientInnen untersucht, das sind Fälle, in denen Menschen entgegen aller Erwartung und ohne jede Behandlung wieder gesund wurden. Eine Gemeinsamkeit war, dass alle PatientInnen ihren ganz individuellen Weg gingen (Faulstich 2010). Wenn wir dies auf unseren Genesungsprozess übertragen, macht es zutiefst Sinn, dass wir unsere ganz persönlichen Bilder kennenlernen und neue, maßgeschneiderte Bilder für das finden, was Heilung für uns bedeutet. Sie werden in den Beispielen dieses Buches etliche solcher individuellen Heilungsbilder finden.

KAPITEL 4

Einstieg in die Körperdialoge

Im Folgenden möchte ich Ihnen konkrete Übungen vorschlagen, mit deren Hilfe Sie Ihre Selbstheilungskräfte aktivieren und einen heilsamen Umgang mit Ihrer Erkrankung finden können. Um die achtsamen Körperdialoge zu lernen, ist es hilfreich, diese Übungen systematisch durchzugehen. Bitte fühlen Sie sich aber frei, zunächst nur die Übungsvorschläge aufzugreifen, zu denen Sie sich momentan auch hingezogen fühlen.

Bei einem konkreten Körperdialog mit einer erfahrenen Focusing-Begleitung wird es oft so sein, dass verschiedene Übungen und Methoden innerhalb eines einzigen Prozesses zur Anwendung kommen. Man beginnt vielleicht mit der Zielformulierung, dabei könnten schon schwierige Gefühle auftauchen. Dann geht der Freiraum verloren und sollte wiederhergestellt werden oder es bietet sich eine Berührung an. Es ist ein organischer, von der körperlich gefühlten Resonanz auf ein Thema geleiteter Prozess, den wir nicht mit dem Verstand vorausplanen können und bei dem wir vorher nie wissen, wie er sich entwickelt.

Stellen Sie sich das wie beim Tanzen vor. Zunächst zeigt man Ihnen im Tanzkurs einzelne Schritte wie Kreuz- oder Wechselschritt, Drehung oder Chassé. Sie wiederholen diese Schritte immer wieder, bis sie sitzen. Dann gehen Sie mit ihrem Partner in eine Bar, der Disc-Jockey legt eine heiße Scheibe auf, etwas, das gleich in die Beine geht, und auf der Tanzfläche denken weder Sie noch Ihr Partner oder Ihre Partnerin über die einzelnen Schritte nach, sondern Sie lassen alles, was Sie gelernt haben, einfach organisch ineinanderfließen, so, wie es sich gerade stimmig anfühlt. In diesem Sinne wünsche ich Ihnen eine guten »Flow«. Das Ganze ist nicht so kompliziert, wie es klingt. Wenn man einfach aufmerksam, präsent und im Raum des Nicht-Wissens verweilt, ergibt sich der nächste Schritt in der Regel wie von selbst.

Kommen wir nun zum ersten Schritt: der Zielformulierung.

Wir beginnen mit dem Ziel

Sobald der Geist auf ein Ziel gerichtet ist,
kommt ihm vieles entgegen.
JOHANN WOLFGANG VON GOETHE

Am Beginn einer Reise überlegen wir in aller Regel, wo es hingehen soll. Fahren wir mit dem Auto und besitzen wir ein Navigationsgerät, dann tippen wir zunächst unser Ziel, zum Beispiel »Florenz« ein. Das Gerät errechnet uns die erwünschte Route und leitet uns in aller Regel sicher an den Ort unserer Wahl. Fährt jemand einfach los, ohne sich überhaupt Gedanken darüber zu machen, wo er eigentlich hinmöchte, dann landet man vielleicht an der Nordsee oder irgendwo, wo es ihm gar nicht gefällt.

Vergleichen wir den Weg zur Gesundung mit einer Reise, ist es ebenfalls hilfreich, wenn wir uns zu Beginn unserer achtsamen Körperdialoge Klarheit darüber verschaffen, was eigentlich unser Ziel ist. Wollen wir ein Symptom schlicht loswerden oder seine Botschaften verstehen? Geht es uns darum, mit einer chronischen Erkrankung besser zurecht zu kommen? Oder wollen wir Distanz zu unseren Schmerzen gewinnen? Möglicherweise geht es uns letzten Endes um eine umfassendere Heilung, um das Gleichgewicht von Körper, Geist und Seele?

Finden Sie selbst heraus, was Sie sich von den achtsamen Körperdialogen wünschen und erhoffen. Sobald Sie darüber innere Klarheit haben, stellen Sie an Ihren Körper die Frage: Und wie würde ich mich fühlen, wenn ich das Ziel erreicht habe? Dann warten Sie ab, wie Ihr Körper antwortet.

Wenn wir unser Ziel nicht mit unserem Körperwissen, sondern nur vom Verstand her definieren, besteht die Gefahr, dass dieser uns Konzepte aufdrängt, die mit unserem inneren Erleben möglicherweise gar nicht in Übereinstimmung sind. Wenn wir die Frage nach dem Ziel aber an den ganzen Körper stellen, gehen wir sicher, dass auch unser Bauchgefühl und damit unser Erfahrungswissen mit im Boot sitzen. Auf dieses Weise stecken wir uns nur solche Ziele, hinter denen wir auch wirklich stehen.

Des Weiteren hat unser Körper eigentlich immer eine Ahnung davon, wie er sich fühlen würde, wenn das Problem gelöst wäre oder wir gesund wären. Erlauben wir uns, die Vorstellung unseres Ziels wirklich mit jeder Faser unseres Körpers zu fühlen, so als wenn wir es schon erreicht hätten, dann werden die entsprechenden Wege dorthin mental und physiologisch gebahnt. Leiden wir zum Beispiel unter einer Krebserkrankung und unser Ziel ist es, vollständig gesund zu werden, dann ist es hilfreich, uns zu fragen: »Wie würde ich mich fühlen, wenn ich wirklich geheilt wäre, wenn alle Krebszellen aus dem Körper verschwunden wären, mein Immunsystem stark und gesund wäre, und wenn ich das Leben führen würde, das ich wirklich führen möchte?« Danach warten wir einfach ab und lauschen, was unser Körper antwortet.

Bei kleineren Symptomen kann das Focusing über das Ziel mit der Vorstellung, man sei schon dort, manchmal in sich bereits so heilend sein, dass die Symptomatik vollständig verschwindet. Die Kraft der Vorstellung wirkt auf den eigenen Körper. Bin ich zum Beispiel gestürzt und habe meinen Arm in Gips, kann ich mir täglich vorstellen, die Armmuskulatur mit Hanteln zu trainieren. Ich visualisiere dann, wie ich meinen Arm hebe, tanze, jemanden umarme usw. Tatsächlich wird der Muskelschwund, wenn der Gips abgenommen wird, sehr viel geringer sein als bei jemandem, der nicht »im Geiste trainiert« und seine Wunschvorstellung visualisiert hat. Die gefühlte und gespürte Zielvorstellung bei einem achtsamen Körperdialog gibt uns nicht nur eine klare Richtung vor, sie ist in ähnlicher Weise unmittelbar körperlich wirksam. Unser Gehirn hat die große Fähigkeit zur Veränderung. Dabei spielt unsere Aufmerksamkeit eine wichtige Rolle. Richten wir sie mit Interesse, Ausdauer und Begeisterung auf etwas, so hat das Folgen im Gehirn. Man spricht hier von der sogenannten neuronalen Plastizität. Wir können also mit unserem Bewusstsein körperliche Veränderungen erwirken!

Setzen wir uns zu Beginn einer Be- oder Selbstbehandlung ein Ziel, dann kämpfen wir nicht einfach gegen eine Krankheit an, sondern kreieren eine Vision von dem, wo wir hin möchten.

Im Unterschied zu vielen Visualisierungs- Techniken geben wir dabei möglichst wenig Bilder von außen vor, sondern lassen zu, dass mithilfe unseres Körperempfindens für uns stimmige Vorstellungen entstehen. So können wir sicherstellen, dass die Zielvorstellungen auch wirklich mit unserem inneren Erleben in Übereinstimmung stehen und als heilsam empfunden werden.

ÜBUNG: FOCUSING ZUR ZIELFORMULIERUNG

Beginnen Sie damit, eine angenehme Stelle im Körper zu suchen, den sogenannten Guten Ort.

Verweilen Sie dort für ein bis zwei Minuten und formulieren Sie, wie Sie das wohlige Gefühl beschreiben würden (zum Beispiel wohlig, entspannt und warm).

Lassen Sie auch ein Bild für die angenehme Empfindung auftauchen.

Fragen Sie sich: Was ist das Beste oder Wichtigste an dem Guten Ort für mich?

Ausgehend von dem angenehmen Gefühl fragen Sie sich nun weiter:

Wenn ich an die achtsamen Körperdialoge über mein Symptom, meine Erkrankung denke: Was ist genau mein Ziel? Was möchte ich mithilfe von Focusing erreichen oder klären?

Versuchen Sie, diese Frage in Richtung Körpermitte, also Brust- und Bauchbereich hinein zu stellen und warten Sie jetzt einfach für ein bis zwei Minuten, was dort als Antwort auftaucht.

Formulieren Sie Ihre Antwort und prüfen Sie dabei in der Körpermitte, ob sich Ihre Formulierungen stimmig anfühlen.

Lassen Sie sich Zeit, bis Sie eine Antwort gefunden haben, die wirklich passt.

Nun stellen Sie sich vor, dass die bevorstehenden achtsamen Körperdialoge genau das bringen, was Sie von ihnen erwarten, und fragen Sie sich in Richtung Körpermitte: Wie würde ich mich dann fühlen?

Warten Sie wieder ab, wie Ihr Körper antwortet. Lassen Sie ihm Zeit zu antworten.

Was auch immer auftaucht, beschreiben Sie es mit Ihren Worten oder in Bildern.

Verweilen Sie einfach noch ein wenig wortlos bei der Vorstellung, Sie wären gesund oder Sie hätten Ihr selbst formuliertes Ziel erreicht. Kosten Sie diese Vorstellung in allen Facetten aus.

Wie bei einem Navigationsgerät findet unser Körper mithilfe dieser Übung nicht nur unser Ziel, sondern auch die möglichen Staus, also Komplikationen auf dem Weg zur Heilung. Durch die Übung fischen wir mögliche Widerstände gegen eine Heilung - ein weites oft vernachlässigtes Feld - aus dem trüben Wasser unseres Unbewussten.

Eine 52-jährige Journalistin, die an Brustkrebs litt, formulierte zunächst ihre Zielvorstellung: »Vollständig gesund und ohne Krebszellen sein«. Als sie sich diese Vorstellung dann aber fühlen ließ, tauchten Ängste auf: Dann müsste sie ja wieder in ihren Beruf zurück, der sie ihrer Meinung nach krank gemacht habe. Jetzt, wo sie krank sei, habe sie viel Zeit für ihre Freundschaften und endlich die Muße, ihrer Kunst nachzugehen und zu zeichnen, eine Tätigkeit, die sie mit Leidenschaft und Begeisterung erfüllt. Nein, sie sei noch gar nicht dazu bereit, gesund zu werden!

Eine andere Klientin, eine Lehrerin, die an einem Burnout Syndrom leidet, formuliert ihr Ziel zunächst im Alltagsbewusstsein: Sie möchte wieder Kraft haben, das Nichts- Tun Genießen lernen, zufrieden, entspannt und locker werden. Das klingt stimmig und überzeugend. Als ich ihr dann aber vorschlage, sie möge sich mit innerer Achtsamkeit einmal vorstellen, sie sei schon am Ziel, fließen Tränen. Sie habe einen Kloß im Hals. »Ich habe Angst, dass ich das nicht schaffe. Ich fühle mich so erschöpft und kraftlos, dass ich mir im Moment gar nicht vorstellen kann, dass dies einmal anders wird.«

Es macht einen Unterschied, ob wir unser Ziel nur vom Verstand her formulieren, oder ob wir es uns auch mit dem ganzen Körper fühlen lassen. Im letzteren Fall können mögliche Widerstände gegen den Heilungsprozess, aber auch mit der Zielvorstellung einhergehende Gefühle wie zum Beispiel die Angst, es nicht zu schaffen, ins Bewusstsein treten und bearbeitet werden.

Das folgende Beispiel illustriert das ganz anschaulich.

Das Ziel bei Bluthochdruck

Meine Klientin Claudia, eine 45-jährige, selbstständige Unternehmerin leidet seit einigen Monaten an zu hohem Blutdruck (essenzieller Hypertonie) und Herzrasen. Der überweisende Hausarzt vermutete, dass dies mit dem Lebensstil der Patientin zusammenhängt und schlägt Sitzungen bei mir vor. Die Klientin selbst ist auch motiviert, alles zu tun, was in ihrer Macht steht, um ihren Blutdruck zu senken. Ich schlage ihr also vor, erst einmal für sich zu klären, was Sie mit unseren Sitzungen genau erreichen möchte. Dazu lade ich sie ein, zunächst eine angenehme Stelle im Körper zu suchen.

Claudia: Erstaunlicherweise fühlt sich gerade der Rücken sehr angenehm an. Dort habe ich mich eigentlich bisher noch nie gut gefühlt! Jetzt fühle ich mich da stabil und habe das Empfinden von jeder Menge Halt. Ich fühle mich damit frei und offen und meine Stimmung ist geradezu euphorisch!

Ich: Da ist stabiler Halt im Rücken und Sie fühlen sich frei, offen und euphorisch. Was ist das Beste für Sie an diesem guten Gefühl?

Claudia: Ich habe dort Rückhalt und Rundumblick. Ich fühle mich wie an einem Gipfelkreuz!

Ich: Rückhalt, Rundumblick – wie an einem Gipfelkreuz! Ich möchte Ihnen jetzt vorschlagen, sich von diesem Empfinden des Rückhaltes und des Rundumblickes aus zu fragen: »Was ist eigentlich mein Ziel, wenn ich an meinen zu hohen Blutdruck denke?« Richten Sie, wenn Sie mögen, diese Frage an Ihre Körpermitte und warten Sie ab, was dort passiert.

Claudia: In der Körpermitte entsteht jetzt ein Gefühl von Unaufgeregtheit. Dort bin ich frei von Bedrohung und völlig angstfrei ... Dazu taucht das Bild einer Almwiese auf. Der Blutdruck soll sich einfach normalisieren!

Ich: Ich schlage Ihnen vor, bei diesen Empfindungen von Unaufgeregtheit, Angstfreiheit und dem Bild der Almwiese noch ein wenig zu verweilen und sich jetzt vorzustellen, Sie seien schon am Ziel. Der Blutdruck habe sich bereits normalisiert. Wenn Sie damit einverstanden sind, dann lassen Sie diese Vorstellung jetzt einfach auf Ihren Körper wirken und warten ab, was passiert.

Claudia: Innerlich wird es stabil, hell und licht, mein Kopf erhebt sich ein wenig. Die Veränderung fühlt sich komplex an. Ich habe eine größere Entscheidungsfreiheit (lacht.) Andererseits erschrecke ich aber auch vor den Konsequenzen. Ich spüre ein Gefühl von Angst im Bauch.

Ich: Sie fühlen sich stabil und hell und etwas in Ihnen hat Angst vor den Konsequenzen. Was genau ist das Beängstigende an der Vorstellung der Konsequenzen für Sie?

Claudia: Ich würde möglicherweise Althergebrachtes über Bord werfen, alte Krusten aufbrechen, neue Wege gehen! Ich spüre gleichzeitig ein Gefühl von Wehmut und Abenteuerlust. Alle Dinge würden auf den Prüfstand kommen. Mein Beruf, meine Partnerschaft, meine Familie. und meine Freunde. Ich würde mich überall fragen, wie ich dastehe. Am wichtigsten wäre es aber, berufliches neu zu prüfen. Das fühlt sich jetzt gut an. Ich muss es ja nicht gleich ändern. Ich prüfe es und kann dann entscheiden.

Ich: Vielleicht möchten Sie jetzt noch einmal zu dem Guten Ort zurückkehren? Mit dem Gipfelblick des Guten Ortes könnten Sie das Berufliche auf den Prüfstand stellen, wenn Sie wollten.

Claudia: (lächelt). Das ist eine gute Idee. Da ist es nicht mehr so übermächtig. Es fühlt sich so an, als ob ich zum ersten Mal die Dinge vom Gipfel aus betrachte. Von dort aus sehe ich, dass ich mich habe formen lassen. Ich denke häufig, ich müsse alles richtig machen, damit mein Betrieb und meine Familie funktionieren. Und wenn ich etwas falsch mache, geht es beiden schlecht. Über diesem »richtig machen wollen« ist mir ganz verloren gegangen – dass ich glücklich sein will! Von dem Guten Ort aus habe ich dieses Gefühl von Stabilität im Rücken und kann sagen: Was ich gemacht habe, habe ich gut gemacht. Das fühlt sich jetzt innerlich richtig gut an. Vom Gipfel aus sehe ich eher, was mir etwas bedeutet, und worauf ich verzichten kann. Es ist Unfug, mich zu schelten. Von da aus gesehen ist alles schlüssig. Das ist ein sehr erhabener Gedanke! Ich spüre ein Gefühl von Frieden und des Ganz-bei-mirseins. Ich finde es köstlich, an mich zu denken und mich immer wieder zu fragen, was für mich stimmig ist. Das wird sich sicher auch sehr günstig auf meinen Blutdruck auswirken!

Claudia öffnet lächelnd die Augen.

In der kommenden Stunde berichtet sie, dass das Bild des Gipfelkreuzes, von dem aus sie die Dinge prüft, sie noch lange positiv begleitet hat. Die nächsten Sitzungen nimmt sie sich Zeit, vor allen Dingen ihre berufliche Perspektive ganz neu zu überdenken. Mittlerweile hat sie den Standort ihres Geschäfts verlegt, ein für sie zwar mit vorübergehendem Stress verbundener, auf lange Sicht aber wichtiger Schritt zu mehr unternehmerischem Erfolg und zu geringerem finanziellen Druck. Der Blutdruck ist leicht gesunken, das zuvor immer wieder auftretende Herzrasen hat ganz aufgehört. Stresssituationen kann sie mit viel größerer Gelassenheit begegnen. »Ohne die wahrscheinlich angeborene Herzklappen-Insuffizienz könnte ich wohl auf Medikamente ganz verzichten«, schreibt sie einige Monate nach Beendigung der Therapie.

Auch in diesem Beispiel können wir sehen, dass die Zielvorstellung von Heilung nicht immer nur mit vollkommen angenehmen Vorstellungen einher geht. Frau Claudia erschrickt zunächst davor, ihr Leben auf den Prüfstand zu stellen und sich möglicherweise von verkrusteten Gewohnheiten oder Gegebenheiten zu trennen. Das Focusing über die Zielvorstellung hat eben auch die Absicht, solche möglichen Ambivalenzen auf dem Weg zur Heilung aufzudecken und zu formulieren. Alle Anteile im Prozess sind dabei willkommen, selbst diejenigen, die möglicherweise an einer Symptomatik festhalten möchten. Nur wenn alle Teile von uns auch mit ins Boot genommen werden, kann die Heilung umfassend gelingen. Eine Veränderung im Sinne einer Genesung kann, muss aber nicht einen Preis kosten und es ist hilfreich, sich diesen Preis bewusst zu machen. Erst dann können wir wirklich entscheiden, wie wir damit umgehen möchten. Lesen Sie hierzu auch den Abschnitt über den »sekundären Krankheitsgewinn« in Kapitel 9.

Zusammenfassend kann man sagen, dass ein Focusing über das Ziel der Körperdialoge:

- die Richtung für die weiteren Prozesse vorgibt und den Weg dahin »errechnet«,
- unbewusste Anteile, die gegen eine Genesung sprechen, bewusst und damit einer Bearbeitung zugänglich macht,
- die mit der Zielvorstellung einhergehenden Gefühle (Angst, Zuversicht, Hoffnungslosigkeit usw.) ins Bewusstsein treten lässt, so dass diese auch bearbeitet werden können.
- die Erwartung auf Heilung anregt, eine positive Stimmung, Entspannung und Hoffnung erzeugt und damit die Selbstheilungskräfte aktiviert.

KAPITEL 5

Die Grundhaltung der inneren Achtsamkeit

Absichtslos zum Ziel der Heilung

Verlange nach etwas, und du wirst es bekommen
Gib das Verlangen nach etwas auf,
und es wird dir von selbst hinterherlaufen
SWAMI SIVANANDA

Nachdem wir uns nun ganz klar gemacht haben, wohin wir mit den achtsamen Körperdialogen eigentlich wollen, was wir klären oder erreichen möchten, und nachdem wir unser Ziel auch gefühlt haben, lassen wir diese Zielvorstellung am besten wieder los. Wir starren nicht darauf wie ein Kaninchen auf die Schlange, was unseren Blick eng machen würde, sondern setzen einen Schritt nach den anderen und akzeptieren möglichst, was immer uns auf unserem Weg zur Heilung begegnet. Wir verfolgen unser Ziel der Genesung mit einer loslassenden Einstellung.

Mit der Zielformulierung haben wir einen Samen gepflanzt. Jetzt ist es nicht mehr sinnvoll, diesen Samen dauernd auszugraben um zu schauen, ob er schon keimt und gedeiht. Wir lassen den Samen unserer Absicht jetzt einfach ruhen und vertrauen darauf, dass der Körper uns den Weg zur Heilung zeigen wird. Dabei bleiben wir wach, aufmerksam und offen für alles, was uns auf unserem Weg dorthin begegnet. Wir nehmen den jetzigen Moment so an, wie er ist. Und letztlich bleiben wir auch dafür offen, unser Ziel eventuell zu verfehlen.

Achtsame Körperdialoge sind kein ultimatives Kontrollinstrument über unseren Körper oder unser Leben. Viele Kräfte entscheiden über Gesundheit und Krankheit, nicht alle stehen dabei in unserer Macht. Es gehören neben einer klaren Zielformulierung eben häufig auch Geduld, Flexibilität, Ausdauer, Geschick und Demut dazu, unseren persönlichen Weg zur Gesundung zu gehen. Achten wir dabei auf unsere innere Stimme und unsere Körpersignale, bleiben wir uns selbst treu, dann ist das das Heilsamste und Gesündeste, was wir tun können.

In einem Gleichnis von Zhuangzi, einem chinesischen Weisen (365–290 v. Chr.) reiste der gelbe Kaiser nordwärts, bestieg den Berg Kun-Lun und schaute gen Süden. Auf der Heimreise verlor er seine Zauberperle. Er sandte »Wissen« aus, um sie zu suchen, aber Wissen fand die Perle nicht. Er sandte »Klarsicht« aus, um sie zu suchen, aber Klarsicht fand sie auch nicht. Er sandte »Redegewalt« aus, um sie zu suchen, aber diese fand sie ebenfalls nicht. Endlich sandte er »Absichtslos« aus, und Absichtslos fand sie. »Seltsam fürwahr«, sprach der Kaiser, »dass Absichtslos sie zu finden vermocht hat.«

Was für die Zauberperle des gelben Kaisers gilt, gilt auch für unser inneres Heilungswissen. Nur wenn wir bereit sind, bei unseren Körperdialogen in völliger Offenheit und Absichtslosigkeit zu lauschen, finden wir die Zauberperle des Heilungswissens. Nicht nur der gelbe Kaiser staunte, auch uns erscheint diese Wirkung seltsam, denn wir sind es gewohnt, uns zu bemühen und anzustrengen, um Ergebnisse zu erreichen. Hören wir nicht von allen Seiten, wir sollten uns Ziele setzen, um weiter zu kommen? Und natürlich haben wir ein Ziel: Wir wollen das lästige Symptom endlich loswerden! Diese Haltung ist völlig verständlich, normal und legitim. Es handelt sich aus meiner Sicht um das Paradox von Heilung überhaupt, das für den Verstand nur schwer zu begreifen ist: Veränderung geschieht, wenn ich eine klare Intention habe – und dann alles so sein lasse, wie es jetzt gerade ist!

Den meisten Menschen fällt diese Haltung der Absichtslosigkeit auch beim Begleiten von Körper-Dialogen zunächst einmal schwer. Sie möchten gerne, dass der Prozess ein gutes Ende nimmt, dass das Symptom verschwindet, und sie wollen, dass die oder der Focussierende sich wohl fühlt. Viele wollen als BegleiterInnen helfen oder einfach nur »gut sein«. Ohne es zu merken, üben sie so möglicherweise sanften Druck und Kontrolle aus, statt den Prozess sich in seinem natürlichen Tempo und auf seine eigene Art entfalten zu lassen.

Nur in völliger Offenheit und Absichtslosigkeit können wir uns aber auf die Wirklichkeit dieses Momentes einlassen. Laden wir jemanden dazu ein, bei einer schmerzenden Stelle absichtslos zu verweilen, ohne jede Vorstellung, was zu geschehen habe, entfaltet sich die Bedeutung der Stelle von allein, und es können Heilungsschritte passieren. Es ist enorm wichtig, diesem Prozess nicht mit unseren Konzepten und Zielvorstellungen im Weg zu stehen, sondern ihn im offenen Raum unserer Wahrnehmung möglich werden zu lassen.

In unserer Kultur richten wir unser Augenmerk gerne auf Methoden und Techniken des Heilens. Wir stellen dabei das Sichtbare über das Unsichtbare und achten mehr darauf, was jemand macht, als mit welcher Motivation oder Haltung er oder sie dabei ist. Für die achtsamen Körperdialoge sind die Methoden aber zweitrangig. Viel wesentlicher ist die Qualität unseres Bewusstseins und die Haltung, die wir als TherapeutIn oder PatientIn dabei einnehmen, also unser ganzes Sein. Wir bieten dem Körper und der gesamten Symptomatik eine aufmerksame, interessierte, freundlich akzeptierende und absichtslose Beziehung an. Diese Haltung ist an sich schon zutiefst heilend, da sie die Aktivierung unserer Selbst-Heilungskräfte sofort anregt. Absichtslosigkeit haben wir jetzt erläutert. Hinzu kommen noch loslassendes Zuhören, Präsenz, Akzeptanz, Selbst-Mitgefühl und Anfänger-Geist.

Dem Körper zuhören, statt ihn zu kontrollieren

Wie bereits erwähnt: Mithilfe achtsamer Körperdialoge können wir keine ultimative Kontrolle über Gesundheit und Krankheit erlangen. Wir haben zwar Einfluss auf unseren Körper, aber wir können nicht über ihn bestimmen. Der Körper ist letztlich ein faszinierendes Wunderwerk, ein Zusammenspiel von Hormonen, Nervenbahnen, Organen, Immunsystem, Muskeln, Knochen usw. Würden wir auch nur für eine Minute versuchen, das Kommando selbst zu übernehmen, würde wahrscheinlich alles sofort zusammenbrechen.

Es ist sinnvoller, wenn wir lernen, auf den Körper zu hören, statt ihm Konzepte von außen aufzuerlegen. Wir alle haben ein genetisch angeborenes Wissen darüber, wie unser Leben gelingt und was es heißt, gesund zu sein. Ein Säugling weiß, wann und wie viel Milch er braucht. Der Körper wird müde, wenn er Schlaf benötigt. Das Immunsystem kann eindringende Bakterien bekämpfen und vernichten. Wenn wir keine industriell gefertigten Lebensmittel essen (diese täuschen Gehirn und Körper etwas vor und bringen sie so durcheinander) und unseren Geschmackssinn schulen, dann können wir häufig spüren, welche Lebensmittel uns guttun, was wir benötigen und was nicht. Leider hören wir oft nicht auf unser Bauch- und Appetitgefühl und auch nicht auf den angeborenen Hunger-Sättigungs-Mechanismus, sondern essen aus Gewohnheit, aus innerer Leere, um Frustrationen zu kompensieren oder folgen den Ernährungsplänen einer Diät-Industrie.

Wir haben häufig verlernt, auf unseren Körper und seine Weisheit zu lauschen. Wir haben ihn funktionalisiert und behandeln wie eine Maschine, die einem von außen vorgegebenen Rhythmus folgen soll. Oder wir haben unsere Autorität weitgehend an den Verstand abgegeben, vielleicht in Zeitschriften etwas darüber gelesen, was uns guttun sollte. Vielleicht haben wir auch eine Autoritätsgläubigkeit ExpertInnen gegenüber entwickelt. Die gute Nachricht ist: Wir können jederzeit zu unserem organismischen Wissen über Heilung und Gesundheit zurückkehren. Wir können lernen, wirklich auf den Körper zu lauschen, statt ihn kontrollieren zu wollen. Das kann uns nicht nur in dem Prozess der körperlichen Heilung unterstützen, sondern führt auch zu einem Gefühl von Stimmigkeit, zu innerer Verbundenheit und Zufriedenheit. Mehr über das achtsame Zuhören erfahren Sie im Kapitel 10 dieses Buches, dass sich an TherapeutInnen richtet.

Körper-Präsenz

Wenn ich KlientInnen frage, wie sich ihre Symptomatik genau anfühlt, antworten sie häufig eher mit einem Gedanken, anstatt zu beschreiben, was sie im Hier und Jetzt empfinden. »Der Schmerz ist immer da«, könnte so eine Antwort lauten. Das ist jedoch ein Gedanke und nicht das momentane Erleben. Das reale Empfinden ist zum Beispiel ein Stechen, Brennen, Ziehen oder Drücken. Und alles, was in unserem Erleben auftaucht, also auch dieses Ziehen oder Stechen, unterliegt den Gesetzen der Vergänglichkeit. Es ist in ständiger Veränderung begriffen und nicht »immer da«.

Wesentlich ist also die Frage: Was genau nehme ich jetzt wahr?

Präsent zu werden heißt, die Aufmerksamkeit nicht auf Gedanken, sondern auf das gegenwärtige Erleben, in erster Linie auf das Körpererleben zu richten. Gedanken an Vergangenheit und Zukunft werden dabei losgelassen. Eine junge Kursteilnehmerin, die an Multipler Sklerose erkrankt war, übte mithilfe von Meditation diese Art von Präsenz. Sie berichtete nach einigen Wochen, wie erleichternd und entspannend es für sie sei, einfach nur die Empfindungen im Körper wahrzunehmen, auch die schmerzhaften, ohne sie gleich mit Katastrophen-Gedanken an die Zukunft zu belegen und dann Gefühle von Angst zu entwickeln, wie sie es vor dem Üben der Achtsamkeit häufig getan hatte.

Für einen achtsamen Körperdialog ist es wichtig, dass wir unsere Aufmerksamkeit auf die gegenwärtig spürbaren Empfindungen richten.

Eine der häufigsten Interventionen, die Focusing-TherapeutInnen oder BegleiterInnen deshalb machen, ist, zu fragen: »Und wie fühlt sich das, was Sie sagen, jetzt in Ihrem Körper an?« So leiten sie weg vom verstandesmäßigen Reflektieren über ein Thema zum gegenwärtigen Erleben, zur körperlich gefühlten Resonanz. Aus der Symbolisierung dieser Resonanz entsteht dann der nächste stimmige Schritt.

Mit Nicht-Wissen zum Aha-Effekt

Die einzig wahre Weisheit besteht darin,
zu wissen, dass man nichts weiß
SOKRATES

»Lieber Gott, bist Du wirklich unsichtbar, oder ist das nur ein Trick?« schreibt ein Kind in der Sammlung von Briefen an Gott, oder: »Lieber Gott, wie machst Du das, dass Du von da oben nicht runterfällst?« (Marshall und Hample 2007). Kinder fühlen sich nicht als ExpertInnen, sondern als AnfängerInnen, und mit dieser Offenheit stellen sie ungewöhnliche Fragen über das Leben. Für das Gelingen der achtsamen Körperdialoge ist diese kindliche Offenheit, dieser Anfänger-Geist eine wesentliche Voraussetzung. Häufig meinen wir, wenn jemand mit Beschwerden zu uns kommt, wüssten wir schon, was diese bedeuten und was das Beste für diese Person sei. Wenn wir sie aber bei einem achtsamen Körperdialog begleiten, wird uns rasch klar, dass die Bedeutung einer Symptomatik nur von der Person selbst gewusst werden kann, sie ist eigentlich immer überraschend, einzigartig und kreativ.

Das genaue Gegenteil zu der Haltung des Nicht-Wissens berichtete mir ein Klient: Seit seinem 10. Lebensjahr lebe er mit der Diagnose »Pseudo-Epilepsie.« Halbjährlich sei er seitdem in die Universitätsklinik seiner Stadt gegangen und dort jeweils eingehend untersucht worden. Jedes Mal sei er gefragt worden, wann sein letzter Anfall gewesen sei. Jedes

Mal habe er wahrheitsgetreu geantwortet, dass er nie einen Anfall gehabt hätte. Über vierzig Jahre habe er das Gefühl gehabt, der Arzt hätte den Befundbericht immer nur von seinem jeweiligen Vorgänger abgeschrieben.

Im 52. Lebensjahr fasste er den Entschluss, eine Spezialklinik aufzusuchen und sich dort noch einmal gründlich durchchecken zu lassen. Zum ersten Mal in seiner langen Patientenlaufbahn traf er auf einen Arzt, der ihm wirklich aufmerksam und vorurteilsfrei zuhörte. Dieser Arzt hatte vorab bewusst nicht in die mitgebrachte umfangreiche Patientenakte geschaut, um unvoreingenommen zuhören zu können. Nach Auswertung des intensiven Gesprächs und der Untersuchungsbefunde teilte er ihm mit, dass er keinesfalls unter Epilepsie oder Pseudo-Epilepsie leide, sondern unter einer seltenen Form von Migräne: einer Migraine sans Migraine mit Aura-Erscheinungen. Nach über 40 Jahren der Leidens-Erfahrung mitsamt den dazugehörigen Fehlbehandlungen schwankte dem Klienten zunächst der Boden unter den Füssen, als er diese Diagnose erfuhr. Tatsächlich liegen die beiden Diagnosen nicht sehr weit auseinander, doch ein aufmerksamer Arzt, der wirklich offen und vorurteilsfrei zugehört hätte, hätte die Symptomatik des Patienten schon viel früher richtig eingeschätzt und ihm sagen können, dass die Diagnose Migräne lautet und nicht Epilepsie. So wäre dem Patienten vieles erspart geblieben. Mit einer veränderten Einstellung und entsprechender Therapie führt der Patient heute ein gutes, zufriedenes Leben.

Wenn wir einen achtsamen Körperdialog durchführen wollen, stellen wir, wie der Arzt in der Spezialklinik, all unsere Vorstellungen, Konzepte und unser psychosomatisches Fachwissen zur Seite und versuchen, so vorurteilsfrei wie möglich zu lauschen. Dies gilt sowohl für die focussierende Person wie auch für die BegleiterInnen oder TherapeutInnen.

Wir begeben uns in einen Raum des Nicht-Wissens. Während des ganzen Prozesses des Zuhörens bleiben wir in diesem Raum. »Focusing ist die Zeit, die wir mit etwas verbringen, das wir noch nicht wissen«, lautet die Kurz-Definition von Gendlin. Wir gehen also bewusst dorthin, wo uns etwas noch unklar ist. Es ist am Anfang möglicherweise nicht einfach für uns, in diesem Raum des Nicht-Wissens zu verweilen. Wir fühlen uns dort schnell unbehaglich, weil uns die Konzepte zur Orientierung fehlen. Rasch schaltet sich der Verstand ein und generiert scheinbare Lösungen für unser Problem. Diese Gedanken lassen wir vorbeiziehen und bleiben mit offener Aufmerksamkeit genau da, wo es verschwommen ist, wo wir vielleicht Ahnungen haben, aber noch keine Gewissheiten.

Sie können sich das wie bei 3D-Bildern vorstellen. Man starrt zunächst auf ein zweidimensional erscheinendes Bild und versucht, darin ein Muster zu erkennen, erkennt es aber nicht. Man kommt sich in diesem Moment wahrscheinlich ein wenig beschränkt vor. Dann bleibt man aber trotzdem dran und schaut weiter und entspannt sich. Und plötzlich wird es dreidimensional, und eine völlig neue Figur taucht vor unseren Augen auf, die man vorher nicht gesehen hatte. So ähnlich verläuft ein achtsamer Körperdialog. Nach einer Phase von Stammeln, Suchen und Stottern entfaltet sich plötzlich die Bedeutung eines Symptoms. Etwas völlig Neues, Unverhofftes kommt zum Vorschein, als ob sich eine neue Dimension geöffnet hätte. Das nennen wir einen *Felt Shift*, eine gefühlte Veränderung der Bedeutung. Ein anderer Ausdruck dafür ist auch »Aha-Erlebnis«. Man atmet auf und hat nun eine Gewissheit, die man auch deutlich im Körper fühlt.

Nur in einem offenen und vorurteilslosen Raum können solche Aha-Erlebnisse geschehen. Wollen Sie zum Beispiel über Ihren erhöhten Blutdruck focussieren, denken aber vorher schon: »Das bedeutet bestimmt, dass ich unter Dampf stehe und den nicht rauslasse!«, dann verstellt Ihnen dieses Konzept wahrscheinlich den Blick für die wirkliche Bedeutung, die der Blutdruck für Sie hat.

Ich selbst habe als Patientin zwei, drei Mal erleben dürfen, dass eine Ärztin bzw. ein Heilpraktiker mir völlig offen und mitfühlend zuhörten, ohne alles, was ich sagte, gleich einzuordnen. Diese Begegnungen haben mich tief berührt und lange positiv in mir nachgehallt.

Heilende Freundlichkeit

Schmerz ist unvermeidbar, Leiden ist optional
SYLVIA BOORSTEIN

»Mein Freund lebte in einer Erdgeschosswohnung mit einem kleinen Vorgarten, und als ich ihn durch das Fenster sah, bin ich auf die Brüstung geklettert, um zu klopfen. Er öffnete das Fenster und bat mich, zur Tür hereinzukommen. So hüpfte ich fröhlich von der Brüstung, blieb dabei aber mit dem Ring am Mittelfinger an der Jalousieleiste hängen und verletzte mich sehr. Geistesgegenwärtig riss ich den Ring herunter, der Finger schwoll aber bedrohlich an und schmerzte heftig. Mein Freund fuhr mich sofort in die Klinik. Wegen der großen Schmerzen habe ich die Hand mit dem Finger wie nicht zugehörig von der Liege herunterfallen lassen. Ich wollte damit nichts zu tun haben. Dann sagte der behandelnde Arzt zu mir: «Wenn in den nächsten 10 Minuten keine Blutzufuhr stattfindet, müssen wir den Finger operieren, um die Blutgefäße zu verbinden. Sonst besteht die Gefahr, dass er abstirbt und amputiert werden müsste.» Geschockt nahm ich spontan den Finger zu mir und streichelte ihn liebevoll. Ich redete ihn an: «Fingerchen, was ist mir dir?» Und da geschah ein Wunder: Er wurde rosig, die Blutzufuhr hatte wieder eingesetzt. Der Arzt, der kurze Zeit später erschien, staunte. Ich bin fest davon überzeugt: Meine freundliche Zuwendung hat meinen Finger gerettet«, berichtet eine befreundete Kollegin mir, immer noch sichtlich bewegt.

»Der höchste Grund der Arznei ist die Liebe«, erkannte schon der Arzt, Mystiker und Alchemist Paracelsus (1493–1541). Durch die freundliche Zuwendung zu einer schmerzenden Symptomatik, statt Trennung und Ablehnung, entsteht eine heilsame Beziehung zu ihr. Das Symptom erhält ein Gegenüber: einen Teil von uns, der freundlich ist oder sogar mit ihm kommuniziert. In der Focusing-Terminologie sprechen wir von *Freiraum*. Auf der körperlichen Ebene tritt Entspannung ein, was wiederum zu einer Linderung des Schmerzempfindens führt. Bei einer amerikanischen Pilot-Studie mit 43 Rückenschmerz-PatientInnen lernten diese systematisch über einen Zeitraum von acht Wochen die Haltung der liebevollen Güte zu kultivieren, und zwar mithilfe einer traditionellen buddhistischen, der sogenannten Metta-Meditation. Anschließende Messungen ergaben, dass die Studienteilnehmenden signifikant weniger Schmerzen und weniger psychologische Stressreaktionen gegenüber der Kontrollgruppe zeigten. Übte jemand an einem Tag die Metta-Meditation intensiver, so reduzierte sich sein Schmerzempfinden an diesem Tag noch mehr und am Folgetag zeigte er weniger Regungen von Ärger oder Wut (Carson 2005).

Obwohl freundliche Aufmerksamkeit heilsam ist, fällt es nicht immer leicht, sie ausgerechnet einem schmerzenden Symptom entgegenzubringen. Das Verhältnis zum eigenen Körper kann durch eine Krankheit oder eine schwerwiegende Diagnose wie zum Beispiel Krebs empfindlich gestört sein. Man fühlt sich tief von ihm enttäuscht und lebt in Zwietracht mit der eigenen Körperlichkeit.

Eine Patientin, bei der durch Osteoporose ein Brustwirbel gebrochen war und die seit Wochen unter heftigsten Schmerzen litt, die auch nach einer Operation nicht verschwanden, schimpfte: »Es ist ein fieser Schmerz, er ist immer da. Ich könnte ihn vernichten, schlagen, ich beschimpfe ihn!« Es ist nachvollziehbar, dass wir uns im Krankheitsfall nichts sehnlicher wünschen, als unsere schmerzliche Symptomatik so schnell wie möglich wieder los zu werden. Das Problem ist nur, dass die Ablehnung genau zum Gegenteil führt! Sobald wir auf Irgendetwas in uns mit Widerstand oder Nicht-Haben-Wollen reagieren, verstärken wir unser Leiden. Die Haltung des Widerstandes führt zu stärkerer Anspannung und Verkrampfung und damit unweigerlich zu einer Schmerzintensivierung. Wenn man den akuten Schmerz einer Verletzung mit einem Pfeil vergleicht, dann ist der Widerstand, den wir dagegen leisten, ein zweiter, zusätzlicher Pfeil, den wir in unser eigenes Fleisch bohren. Gegen den ersten Pfeil können wir häufig nichts unternehmen, den zweiten haben wir jedoch in unserer Hand.

Bei einem achtsamen Körperdialog lädt die Begleitung meist dazu ein, eine unangenehme Empfindung zunächst einmal zu begrüßen: »Möchtest du diesem stechenden Schmerz im unteren Rücken einmal Hallo sagen?« »Na, wenn es sein muss«, könnte eine Antwort lauten. Nicht jeder kann sich darauf einlassen. Als ich einmal bei einem geleiteten Gruppen-Focusing in einer AIDS-Selbsthilfegruppe dazu einlud, einer unangenehmen Empfindung im Körper freundlich »Hallo« zu sagen, empörte sich einer der Betroffenen im Anschluss, ihm hätten sich bei dieser Einladung die Nackenhaare gesträubt, so absurd sei ihm das vorgekommen!

Am Anfang erscheint die Einladung, eine unangenehme Empfindung freundlich zu begrüßen, vielleicht wie eine Zumutung. Folgt man ihr dennoch und geht sogar noch einen Schritt weiter, indem man mit akzeptierender Aufmerksamkeit bei der Empfindung verweilt, wird man in aller Regel schnell belohnt. Tatsächlich ist freundliche, absichtslose Aufmerksamkeit für einen akuten oder chronischen Schmerz eine der hilfreichsten Haltungen, die man sich selbst entgegen bringen kann.

ÜBUNG: FREUNDLICHE AUFMERKSAMKEIT FÜR DIE SCHMERZENDE STELLE 🔊

Sie finden diese Übung auch angeleitet als Download in unserem Arbor-Online-Center unter: *www.arbor-online-center.de/v46od5*

- Richten Sie Ihre Aufmerksamkeit nun nach innen. Vermutlich spüren Sie gleich etwas, das sich unangenehm anfühlt, irgendeine Anspannung, ein Ziehen, ein Druck. Falls mehrere unangenehme Stellen auftauchen, wählen Sie bitte irgendeine aus, der Sie sich jetzt etwas näher widmen möchten.

- Stellen Sie sich jetzt vor, dass Ihre freundliche Aufmerksamkeit so sanft und behutsam, wie ein Schmetterling, zu der unangenehmen Empfindung hinfliegt und sich dort niederlässt.
- Es kann auch sein, Sie möchten sich mit der Aufmerksamkeit etwas neben die Empfindung setzen.
- Jetzt können Sie, wenn Sie mögen, freundlich »Hallo« sagen. Vielleicht gelingt Ihnen dabei sogar ein kleines inneres Lächeln?
- Versuchen Sie nicht, die Empfindung zu beeinflussen, sondern schenken Sie dieser einfach nur akzeptierend mitfühlende Aufmerksamkeit.
- Verweilen Sie so für ein paar Atemzüge.
- Nehmen Sie nun wahr, wie sich das auf die Empfindung auswirkt.
- Wird sie intensiver, bleibt sie gleich oder verändert sie sich?
- Vielleicht mögen Sie zu der Empfindung auch sagen: »Ich akzeptiere, dass Du da bist. Ich werde Dir später noch genauer zuhören. Jetzt bin ich einfach anwesend.«
- Achten Sie darauf, was sich an Ihrer Empfindung verändert, wenn freundliche oder akzeptierende Aufmerksamkeit hinzukommt. Beenden Sie die Übung, wenn Sie mögen.

Durch diese kleine, unscheinbare Übung entsteht mehr Freiraum, und das Symptom wird als weniger unangenehm empfunden. Nicht selten stellt sich sogar eine wertschätzende oder mitfühlende Haltung ihm gegenüber ein:

»Mir ist bei dieser Übung das Bild eines kleinen verletzten Kindes gekommen. Das hat mich sehr berührt, weil ich ja seit dreißig Jahren versuche, das unliebsame Symptom wegzukriegen! Als meine Aufmerksamkeit wie ein Schmetterling da war, konnte ich so etwas wie Mitgefühl entwickeln«, berichtete eine Kursteilnehmerin.

Nur wenn wir eine unangenehme Tatsache wie zum Beispiel einen akuten Schmerz akzeptieren, werden wir heilsam mit ihr umgehen können. Wichtig ist dabei, dass es immer nur darum geht, unser gegenwärtiges Erleben zu akzeptieren. Manche Menschen meinen, es ginge darum, eine Krankheit zu akzeptieren, und meinen damit ein Konglomerat von Gedanken und Vorstellungen, die sie »meine Krankheit« nennen. Dieses Konglomerat ist viel schwieriger zu bejahen als das, was Sie im Hier und Jetzt ganz frisch erleben.

Obwohl Akzeptanz und freundliche Aufmerksamkeit zwar in der Regel zu mehr Wohlbefinden und zu einer Linderung führen, ist dies nicht zwangsläufig der Fall. Manchmal bleibt die Empfindung auch unverändert oder wird sogar intensiver. Trotzdem leiden wir weniger, weil wir innerlich nicht mehr im Konflikt mit dieser Empfindung sind. Eine Studie über das systematische Erlernen der akzeptierenden, achtsamen Haltung (MBSR – *Mindfulness Based Stress Reduction*) bei Migräne-PatientInnen konnte zum Beispiel zeigen, dass die ProbandInnen deutlich weniger durch die Symptomatik beeinträchtigt waren und weniger Medikamente brauchten (Schmidt 2010).

Eine Symptomatik zu akzeptieren bedeutet keinesfalls, dass ich sie gutheiße oder nichts dagegen tue. Es bedeutet, dass ich zu der Erfahrung »Ja« sage, weil sie nun einmal da ist, und dann überlege, wie ich heilsam mit der Situation umgehen kann.

Die 42-jährige Lehrerin leidet seit mehr als acht Monaten an einem Burn-Out. Nach einem Klinikaufenthalt kommt sie zu mir in Therapie. In der 11. Sitzung berichtet sie, dass sie nun endlich wieder das Gefühl habe, mit ihrer Energie im grünen Bereich zu sein. Wie meistens, wenn jemand etwas Positives berichtet, frage ich, wie es dazu gekommen sei. »Das Entscheidende war, dass ich meine Erschöpfung endlich akzeptiert habe. Dazu habe ich lange gebraucht. Erst als das der Fall war, habe ich mir erlaubt, Pausen zu machen und mich wirklich zu schonen. Es ist für mich ganz irre zu wissen: Ich kann ins Bett gehen, wenn ich müde bin. Es klingt komisch, aber das ist wirklich eine neue Einsicht für mich.«

Akzeptanz oder sogar Freundlichkeit gegenüber der Symptomatik ist nicht nur die Voraussetzung für einen achtsamen Körperdialog, sondern für eine ganzheitliche Heilung überhaupt. Man kann sich Symptome auch wie zunächst unsympathische Mitmenschen vorstellen, die sich ungebeten zu uns gesellt haben. Wollen wir mit ihnen kommunizieren, müssen wir ihnen freundlich entgegentreten. Niemand würde sich öffnen, wenn unsere Botschaft wäre, er möge so schnell wie möglich verschwinden!

Aus meiner Erfahrung fällt es selbst geübten Meditierenden, die täglich die Haltung der Achtsamkeit praktizieren, nicht so leicht, eine akut schmerzvolle Symptomatik zu akzeptieren. Wenn es schlicht nicht gelingt, »Ja« zu dem gegenwärtigen Schmerzerleben zu sagen, dann bleibt nichts anderes übrig, als das »Nein« zu akzeptieren und ihm Raum zu geben. Wo im Körper sitzt der Teil, der Nein sagt? Im Kopf? Im Bauch? Wie fühlt er sich an? Was möchte er uns sagen? Dieser Schritt kann wichtig sein. Erst wenn der Widerstand gegen oder die Wut auf eine Erkrankung Ausdruck gefunden hat und angenommen wurde, können wir ihn möglicherweise loslassen und uns der Symptomatik tatsächlich mit Freundlichkeit zuwenden. Wie wir in dem Kapitel über die Gefühle einer Erkrankung sehen werden, braucht es manchmal ein Durchleben von vielen Emotionen wie zum Beispiel Enttäuschung, Wut, Angst usw., bis am Ende tatsächlich ein Ja zu unserer Situation möglich ist.

Selbstmitgefühl kultivieren

Der Umgang mit Krankheit wirft eine wesentliche Frage auf: Wie möchte ich mit dem unvermeidlichen Leiden im Leben umgehen? Mit der Tatsache, in einem vergänglichen, verletzlichen Körper zu leben, der krank werden kann, der altern und am Ende ganz sicher sterben wird? Was ist meine Antwort auf dieses Leiden, auf diese unvermeidlichen Verluste bei mir und anderen? Sehe ich es als Fehler an, dürfte es eigentlich gar nicht da sein? Empfinde ich es als Strafe oder Ungerechtigkeit? Oder kann ich es als etwas sehen, das substanziell zum Leben gehört und das mir die Chance gibt, mein Herz zu erweitern und mitfühlend zu werden?

Menschen, die durch schwere Krankheiten gegangen oder akut davon betroffen sind, haben oft tiefes Mitgefühl mit anderen entwickelt, die ebenfalls leiden. Nirgendwo habe ich so viel Verständnis, Solidarität und Empathie erlebt wie in der Krebsklinik, in der ich mehrere Jahre gearbeitet habe und in der viel menschliche Not gegenwärtig war. Dieses Mitgefühl fühlte sich wie eine große Wärme an, die unsichtbar im Raum schwebte, wenn Krebsbetroffene sich untereinander austauschten. Diese Wärme hatte etwas sehr Tröstendes und Verbindendes.

Wie steht es mit Mitgefühl uns selbst gegenüber? Zunächst ist es nicht zu verwechseln mit Selbstmitleid, bei dem wir uns zum Opfer machen und selbstbezogen um das eigene Leiden kreisen. Es bedeutet vielmehr, dass wir geduldig mit unseren Schwächen und Krankheiten umgehen und mit Verständnis, statt mit Abwehr oder Kritik darauf reagieren. Dabei bemühen wir uns darum, offenherzig und gleichmütig zu bleiben, und wenn wir leiden, uns nicht dafür zu verdammen. Im Mitgefühl steckt auch ein Wissen um das unvermeidliche Leiden im Leben und dessen grundsätzliche Akzeptanz. Egal, wie viel wir für unsere Gesundheit tun, wir werden nicht umhin kommen, hin und wieder körperliches Unwohlsein bis hin zu Schmerzen zu erleben, das liegt in der Natur unseres vergänglichen Daseins.

Focusing und achtsame Körperdialoge sind gelebtes Mitgefühl. Wir öffnen unser Herz auch für das Schmerzhafte, ohne es zu bewerten oder gleich zu verbessern. Es fällt uns in aller Regel leichter, mit einer anderen Person mitzufühlen, die wir bei einem achtsamen Körperdialog begleiten, als mit uns selbst. Dennoch können wir uns immer wieder, wenn Schmerzen auftauchen, an die Möglichkeit erinnern, unser Herz zu öffnen und uns wie eine gute, warmherzige Freundin selbst beizustehen. Vielleicht hilft es in solchen Momenten, unser Hand auf unsere Herzgegend oder die schmerzende Stelle zu legen und uns zu sagen: »Dies ist ein Moment des Leidens. Leiden gehört zum Leben. Möglich ich mitfühlend mit mir sein.« Durch die Kultivierung von Selbstmitgefühl werden wir letztlich auch mitfühlender mit den Menschen um uns herum. Wir schaffen gleichzeitig Freiraum, wenn wir uns in Mitgefühl für uns selbst üben. Wir stellen dem Schmerz oder der Symptomatik etwas gegenüber, einen Teil von uns, der ihn wahrnimmt und umarmt und ihm ein wohlwollendes Gegenüber ist. Dadurch vermeiden wir die völlige Identifikation mit dem Symptom oder das Verloren-Sein in der Erkrankung. Eine neurowissenschaftliche Studie (Engen und Singer, 2015) zeigte, dass die Erzeugung von Mitgefühl positive Gefühle ansteigen lässt und den negativen Effekt von Belastungen abpuffert.

Die hier beschriebene achtsame Haltung wirkt selbst schon zutiefst heilend. Schenken wir, wenn wir krank sind, unserem Körper und seinen Symptomen freundliche, interessierte, offene und mitfühlende Aufmerksamkeit, dann verändert sich in unserem Erleben schon viel zum Positiven. In dieser offenen Präsenz findet der Körper eher zu seinem natürlichen Gleichgewicht zurück. Und Gleichgewicht wird auch in der Schulmedizin als Voraussetzung und Grundlage für Gesundheit angesehen. Achtsamkeit wirkt ordnend, regulierend und harmonisierend auf Körper, Geist und Seele. Diese Haltung können wir gezielt üben. So wie man im Fitness-Studio seine Muskeln trainiert, können wir auch unsere Fähigkeit zur Achtsamkeit stärken und damit unsere innere Heilkraft vertiefen.

Wenn wir erkranken, haben wir nicht immer unmittelbar Einfluss auf unseren Körper. Manchmal braucht es einfach auch Zeit, bis sich eine Symptomatik bessert, und gegen manche chronischen Erkrankungen können wir akut wenig tun. Wir haben aber immer einen großen Einfluss auf die Beziehung zu unserer Erkrankung. Die Beziehung liegt immer im Bereich unserer freien Einflussnahme. Gelingt es uns, diese freundlich, präsent, akzeptierend, offen und absichtslos zu gestalten, dann gibt es vielleicht noch körperliches Schmerzerleben, aber viel weniger psychisches Leiden.

Body Scan: Die Körper-Meditation

Die Grundlage sowohl der Body-Mind-Medizin als auch der achtsamen Körperdialoge ist das achtsame Wahrnehmen des eigenen Körpers. Wir können das wie einen Muskel trainieren. Ich empfehle dafür die Übung der Körpermeditation, den sogenannten Body Scan. Das ist eine einfache, nicht immer leichte Übung, die an und für sich schon heilende Effekte auf Körper und Geist hat. Sie stammt nicht aus dem Focusing, sondern aus dem Buddhismus und ist schon 2600 Jahre alt.

ÜBUNG: DER BODYSCAN

Setzen Sie sich bequem hin, oder legen Sie sich auf den Boden, und konzentrieren Sie sich auf die Empfindungen in den einzelnen Körperteilen.

Sie können zum Beispiel bei den Zehen anfangen und bis zum Kopf wandern. Die Reihenfolge ist nicht entscheidend. Viel wichtiger ist die Qualität Ihrer Aufmerksamkeit. Diese sollte freundlich interessiert, absichtslos offen für alles, was geschieht, und nicht bewertend sein.

Sie können für sich lautlos die Körperteile benennen, zum Beispiel Zehen des linken Fußes, Fußsohlen, Ferse, Spann, Knöchel, Unterschenkel usw. und dabei spüren, was es zu erleben gibt.

Oder Sie lassen sich von einer gesprochenen Anleitung auf einer CD durch den Körper lenken, was für die meisten Menschen am Anfang am leichtesten ist. Hinweise dazu finden Sie im Anhang.

Die Motivation, mit der man diese Übung durchführt, entscheidet letztlich über deren Wirkung. Im Buddhismus dient die Körpermeditation der Erforschung des Bewusstseins und der Überwindung von Leiden. Dadurch, dass man immer wieder genau hinspürt, empfindet man immer deutlicher die beständige Veränderung der eigenen Empfindungen und deren letztendliche Unkontrollierbarkeit. Man kultiviert mehr und mehr, anwesend zu sein ohne einzugreifen, akzeptierend besonders auch für unangenehme Empfindungen. Obwohl man ein intensives Körperbewusstsein entwickelt, identifiziert man sich immer weniger mit seinen Empfindungen. Das wirkt letztlich befreiend.

»Betrachte und reagiere nicht«, und: »Bleibe gleichmütig im Verstehen der Vergänglichkeit« – so unterweist uns S.N. Goenka, ein indischer Lehrer dieser Methode, im Üben der Körpermeditation.

Als ich als Studentin zu meinem allerersten 12-tägigen Schweigeseminar nach Südengland fuhr, unterwies mich mein damaliger Lehrer in der Körpermeditation und riet mir, statt der Atembetrachtung, bei der ich mich irgendwie anspannte, von morgens bis abends den Body Scan durchzuführen, nur unterbrochen von der Gehmeditation oder dem achtsamen Essen. Mir gefiel diese Übung sehr und so hörte ich nicht auf, mit meiner Aufmerksamkeit von den Zehen bis zum Kopf und wieder zurück zu den Zehen zu wandern. Ich kann mich noch heute an mein Lebensgefühl am Ende des Kurses erinnern: Ich lief wie auf Wolken, absolut präsent, ganz bei mir und glücklich. Es fühlte sich an, als wäre jede Zelle meines Körpers mit Aufmerksamkeit gefüllt und gluckste darüber vor Vergnügen. Auch heute, 35 Jahre später, führe ich diese Übung mehrmals in der Woche durch, sei es abends im Bett zum Einschlafen oder morgens vor dem Aufstehen.

Einige heilsame Wirkungen der Körpermeditation *(Body Scan)*

Häufig kommt es nach einiger Zeit des regelmäßigen Übens während der Körpermeditation zu einer tiefen Entspannungsreaktion. Das durch Stress bedingte erhöhte Erregungsniveau im Körper wird dadurch abgebaut. Dies bedeutet, dass sich die körperlichen Prozesse, die vom vegetativen Nervensystem gesteuert werden, beruhigen und entspannen. Der Blutdruck wird gesenkt, die Muskulatur entspannt sich, Herz- und Atemrhythmus werden harmonischer und ruhiger, und wenn Schmerzen vorhanden sind, reduziert sich das Schmerzempfinden. Die Folge davon ist unter anderem eine Verbesserung des Schlafes. Viele stressbedingte Erkrankungen beruhen auf einer Übererregung des sympathischen Nervensystems. Durch den Body Scan schaltet der Körper auf das parasympathische Nervensystem (Ruhe-Nerv des vegetativen Nervensystems, der für Regeneration zuständig ist) um, die Übererregung wird abgebaut und in der Folge können viele Stresssymptome gelindert werden oder verschwinden sogar gänzlich.

Die Körpermeditation reguliert auch unser Immunsystem. Viele Krankheiten gehen mit einer Überaktivierung der entzündungsfördernden Achse (Hypothalamus-Hypophysen-Nebennierenrinden-Achse) des Immunsystems einher. Die Körpermeditation und die sie begleitende Entspannungsreaktion hemmen die autoaggressive Überreaktion und damit auch den Entzündungsprozess. Wir fühlen uns nach dem Body Scan oft erholt und erfrischt. Unsere nichts-tuende Aufmerksamkeit erlaubt es dem Körper, von selbst zu einem inneren Gleichgewicht zurückzufinden. In der Stille ordnen sich Körper und Geist, und wir gehen mit neuer Klarheit und Ausgeglichenheit aus der Meditation hervor.

Dadurch, dass wir bei der Übung immer wieder vom Denken zum reinen Empfinden gehen, verbinden wir uns mit der organismischen Weisheit des Körpers. Der Körper wird von einer inneren Intelligenz geleitet, die wir mit dem Verstand niemals ganz erfassen können. Wir verbinden uns mit dieser Intelligenz, mit unserer eigenen Lebendigkeit, statt mit den Gedanken über Zukunft oder Vergangenheit. Wenn wir diese Lebendigkeit, die ja schlussendlich das Leben selbst ist, immer wieder spüren und uns ihr anvertrauen, entwickeln wir mehr und mehr eine Art Urvertrauen in das Dasein.

Die meisten von uns haben Körperregionen, die sie ablehnen oder nicht fühlen. Indem wir gerade diese Körperregionen mit freundlicher Aufmerksamkeit ausfüllen, erhalten sie Energie und werden spürbarer. Es kann sein, dass zunächst einmal Trauer oder Schmerzen aufkommen, wenn man zum Beispiel die Stelle, an der eine Brust amputiert wurde, von innen fühlt. Lässt man diese Gefühle jedoch zu, entsteht mit der Zeit fast von selbst ein Gefühl von Wertschätzung für die vorher abgelehnte Stelle und für den Körper insgesamt, wir fühlen uns mehr in ihm zuhause.

Dabei hat die Körpermeditation auch eine reinigende oder klärende Funktion auf Körper und Geist. Verspannungen lösen sich, Erinnerungen und verdrängte Gefühle, die im Körper gespeichert sind, können ins Bewusstsein treten. Wir brauchen für diese Erfahrungen lediglich anwesend zu sein und sie zulassen, dann findet dieser positive Veränderungsprozess statt.

Dies führt allerdings auch immer wieder zu Widerständen beim Durchführen der Körpermeditation. Manchmal empfindet man die auftauchenden Erinnerungen oder Gefühle vielleicht als zu bedrohlich. Sollte dies der Fall sein, achten Sie unbedingt auf Freiraum (vgl. Kapitel 7) und/oder suchen Sie eine/n qualifizierte/n MBSR-Lehrperson auf und besprechen Sie mit ihr Ihre Erfahrungen (MBSR steht als Abkürzung für das Trainingsprogramm »Stressbewältigung durch Achtsamkeit«, in dem der Body Scan eine zentrale Übung ist).

Wenn wir unter Schmerzen leiden, engt sich unsere Aufmerksamkeit häufig auf die Wahrnehmung der Schmerzregion ein, sie fokussiert sich geradezu darauf. Durch die Körpermeditation breitet sich die Wahrnehmung auf den gesamten Körper aus, der ja in vielen Bereichen völlig gesund ist. Dadurch kann man gerade als SchmerzpatientIn die erleichternde Erfahrung machen: »Ich bin viel mehr als meine Krankheit. Ich kann große Bereiche meines Körpers als lebendig und angenehm empfinden, auch wenn andere Stellen weh tun.« Es entsteht ein heilsamer Abstand gegenüber der schmerzhaften Symptomatik.

Die Körpermeditation hilft uns im Alltag, präsent zu sein und bei uns zu bleiben. Sind wir zentriert, geraten wir weniger unter Druck, spüren eher, wo unsere Grenzen sind, und handeln mehr aus der eigenen Mitte heraus.

Wir können den Body Scan auch als schlichte Entspannungsübung durchführen, zum Beispiel mit dem Ziel, besser einzuschlafen. Statt uns von einer Seite auf die andere zu wälzen, können wir systematisch den

Körper durchspüren. Hinterher schläft man häufig ohne große Probleme ein. In einem Sprichwort wird der Schlaf mit einer Taube verglichen: Greift man nach ihr, so fliegt sie davon. Je weniger wir unbedingt einschlafen wollen, desto leichter gelingt es uns. Durch die Körpermeditation gewinnen wir die für das Einschlafen so wichtige Gelassenheit und eine sein-lassende Einstellung. Dadurch, dass wir unsere Aufmerksamkeit auf die Empfindungen lenken, bekommen sorgenvolle Gedanken, die uns am Einschlafen hindern könnten, automatisch weniger Raum.

Herzrhythmus-Störungen: Erfahrungen mit dem Body Scan

Gabriela leidet unter Herzrhythmus-Störungen. Als selbstständige Apothekerin hat sie einen anstrengenden Arbeitsalltag. Während eines Seminars hat sie sich vorgenommen, ihren Stress konsequent abzubauen und mithilfe einer CD mindestens vier Wochen lang regelmäßig die Körpermeditation zu praktizieren. In ihrem Tagebuch hat sie das tägliche Üben protokolliert. In den ersten Meditationen wird sie von vielen Gedanken geplagt, und ihr Herzstolpern macht ihr zu schaffen. Sie empfindet auch die Ruhe und das Schweigen zunächst als unangenehm, fast als ein wenig peinlich. Recht schnell merkt sie jedoch, dass die Meditation sowohl das Gedanken-Karussell als auch das stolpernde Herz beruhigt.

6. Tag:
Am Ende der Meditation scheine ich so schläfrig geworden zu sein, dass ich den Kopf ganz verpasst habe. Ansonsten fühle ich mich danach sehr entspannt und voller Energie.

8. Tag:
Körpermeditation im Sitzen. Die Meditation ist schon fast zu einem Ritual geworden. Ich frage mich gar nicht mehr, ob ich Lust dazu habe oder nicht, ich meditiere einfach. Den ganzen Vormittag über hatte ich einen leichten Druck im Kopf. Wahrscheinlich war es witterungsbedingt. Im

Laufe der Meditation merkte ich, wie der Druck langsam nachließ, und am Ende war er kaum noch spürbar. Schmerzlinderung mithilfe der Meditation?

20. Tag:
Ich empfinde die Meditation nicht mehr als Pflichtübung. Sie gehört einfach dazu. Ich brauche nicht mehr viel Zeit, um in die absolute Entspannung zu gelangen. Allerdings fällt mein Kopf immer vornüber, wenn ich im Sitzen meditiere, und wenn ich liege, kämpfe ich gegen die Schläfrigkeit. Nach zwanzig Tagen der Meditation fällt mir auf, dass ich immer ausgeglichener werde. Alle um mich herum regen sich über den kalten Winter auf. Mich lässt er im wahrsten Sinne des Wortes kalt. Es ist halt, wie es ist, und es ist gut so.

22. Tag:
Körpermeditation im Liegen: Es ist einfach nur schön, zu meditieren. Leider stelle ich immer wieder fest: viel zu kurz. Heute ist mir aufgefallen, dass, obwohl der Vormittag in der Apotheke ziemlich hektisch war, ich gar kein »hektisches« Herz hatte, was sonst immer der Fall ist. Ich war schon in der Apotheke stressfrei, während der Meditation auch und danach sowieso!

24. Tag:
Ich wollte heute ganz bewusst und konzentriert meditieren, um so alle Anleitungsschritte mitzubekommen. Das geht gar nicht! Meditations-Erfolg gleich null, Entspannung gleich null!

26. Tag:
Heute habe ich erst gar nicht erst versucht, mittags in der Apotheke zu meditieren. Stattdessen habe ich erst nach Feierabend zu Hause in vertrauter Umgebung geübt und habe es richtig genossen, nach dem anstrengenden Arbeitstag durch Meditation zur Ruhe zu kommen. Ich

könnte sogar auf den Rotwein verzichten. Seit einigen Tagen ist mir aufgefallen, dass ich fast gar keine Herzrhythmus-Störungen mehr habe, bei genau den gleichen Arbeits- und Stressbedingungen!

Fazit:
Nach vier Wochen der fast täglichen Meditation muss ich feststellen, dass mir die Übung viel gebracht hat. Zum einen bin ich dadurch viel ruhiger geworden, das »Vögelchen« in meiner Brust flattert nicht mehr so oft, sprich, mein unruhiges Herz schlägt wieder im Takt. Das ist eine wesentliche Veränderung, die ich selbst festgestellt habe. Eine weitere Veränderung haben meine Kunden festgestellt: Nach ungefähr drei Wochen meiner Meditation haben mich viele gefragt, ob ich im Urlaub gewesen sei, ich würde so ausgeruht aussehen. Ob das mit der Meditation zusammenhängt? Das wäre ja toll!

Lesen wir über all die heilsamen Wirkungen der Körpermeditation, besteht die Gefahr, des Greifens oder Anhaftens: Wir möchten uns nach der Meditation unbedingt gut fühlen. Paradoxerweise ist es aber genau diese Haltung des Wollens, die wiederum zu mehr Anspannung und Unachtsamkeit führt, wie man im Beispiel von Gabriela am 24. Tag gut sehen kann. Sie wollte sich besonders bemühen und anstrengen, und dann muss sie berichten, der Effekt sei gleich null gewesen.

Es ist wichtig, sich zunächst klar zu machen, weshalb man meditiert, um dann das Ziel wieder loszulassen und mit einer absichtslosen Haltung für alle Erfahrungen offen zu sein, ohne Festhalten oder Verlangen nach bestimmten Resultaten.

Sie können den Body Scan auch in Kurzform (3 bis 5 Minuten) im Alltag durchführen, zum Beispiel während Sie im Zug sitzen oder im Restaurant auf das Essen warten. Sie verbinden sich dadurch immer wieder mit Ihrem von innen her wahrgenommenen Körper und entziehen belastenden und überflüssigen Gedanken die Aufmerksamkeit. Gleichzeitig trainieren Sie Ihren »Achtsamkeitsmuskel«. Auch zu Beginn eines Körperdialoges kann eine Mini-Körpermeditation hilfreich sein, um in die Grundhaltung der Achtsamkeit zu kommen und den Körper mit ins Erleben zu bringen.

Ein sensibles Körperbewusstsein und ein gut trainierter »Achtsamkeitsmuskel« sind hilfreiche Voraussetzungen für das Gelingen eines achtsamen Körperdialogs.

Nachdem wir unser Ziel für die Dialoge formuliert und die grundlegenden Haltungen besprochen oder sogar geübt haben, die für einen achtsamen Körperdialog wichtig sind, fahren wir nun fort, indem wir im nächsten Kapitel ein Symbol für unser inneres Heilungswissen finden.

KAPITEL 6

Den inneren Arzt oder die innere Heilerin aktivieren

Wenn Albert Schweitzer schreibt, jede/r von uns habe einen inneren Arzt, der den Weg zur Heilung weiß, dann ist die Formulierung »Innerer Arzt« ist ein Symbol für das in uns allen vorhandene Wissen um Heilung und Genesung. Im Focusing aktivieren wir dieses Wissen, indem wir auf ganz bestimmte Weise auf unseren Körper lauschen.

In der Praxis hat es sich bewährt, ein konkretes Symbol für dieses innere Wissen zu finden: das Bild eines idealen »Inneren Heilers oder Arztes« bzw. einer »Inneren Heilerin oder Ärztin«, das wir jederzeit zu Rate ziehen können. Manchmal ist das eine ganz irdische Ärztin oder ein Arzt im weißen Kittel, andere Male tauchen Engelsgestalten auf, wieder andere visualisieren einen Besuch beim Dalai Lama oder bei einer alten Heilerin. Wichtig ist nur, dass die Gestalt für uns selbst in ihrer Heilkraft überzeugend ist. Eine Klientin sieht zum Beispiel eine Lichtgestalt vor sich, deren Blick alles umfasst: »Sie ist gütig, liebevoll, zugewandt und ich merke, dass ich ihr wichtig bin. Ich bade mich in ihrem Blick, der mir sagt: Alles ist gut.«

In der folgenden Übung lade ich Sie zu einem Besuch bei Ihrer ganz persönlichen idealen Ärztin, Ihrem *Inneren Arzt* oder Ihrer *Inneren Heilerin* ein. Fühlen Sie sich dabei so frei wie möglich, Ihren eigenen Gedanken, Bildern und Fantasien zu folgen, soweit sie Ihnen guttun. Prüfen Sie Ihre jeweiligen Gedanken anhand der Körperempfindungen, die sie begleiten. Verfolgen Sie nur diejenigen Bilder, die sich in Ihrem Brust- und Bauchbereich oder im gesamten Körper angenehm anfühlen. Löst ein Gedanke oder Bild keine angenehmen Empfindungen aus, dann lassen Sie ihn am besten gleich wieder los.

Die gesprochene Anleitung zu dieser Übung steht im Anhang zum Download bereit.

ÜBUNG: EIN BESUCH BEI IHREM IDEALEN ARZT / IHRER IDEALEN HEILERIN

Sie finden diese Übung auch angeleitet als Download in unserem Arbor-Online-Center unter: *www.arbor-online-center.de/v46od5*

Wählen Sie eine körperliche Beschwerde, eine Krankheit oder ein Symptom, das Sie momentan belastet und für das Sie sich Heilung oder Linderung wünschen. Benennen Sie, wofür Sie sich entschieden haben oder notieren es auf einen Zettel.

Wählen Sie nun eine Haltung im Liegen oder Sitzen, bei der Sie sowohl entspannt als auch wach bleiben können. Ihr Bauch- und Brustbereich sollte dabei frei sein. Öffnen Sie gegebenenfalls zu enge Kleidung, damit die Atmung wirklich frei fließen kann.

Stellen Sie sich nun vor, eine Bekannte oder ein guter Freund gäbe Ihnen einen Rat, an wen Sie sich mit Ihren Beschwerden richten können. Es handelt sich um eine sehr gute Ärztin, eine HeilpraktikerIn, KörpertherapeutIn oder HeilerIn. Sobald Sie von dieser Person erfahren, entsteht ein angenehmes Gefühl in Ihnen. Ihre Intuition sagt Ihnen, dass Sie diesen Tipp gerne weiter verfolgen möchten.

Sie spüren vielleicht Hoffnung, dass dieser Mensch Ihnen weiterhelfen kann. Ich lade Sie ein, jetzt in Ihrer Vorstellung Kontakt mit der Person aufzunehmen. Vielleicht lassen Sie sich einen Termin geben. Falls dies in Ihrer Vorstellung durch einen Anruf geschieht, verläuft dieser Anruf sehr angenehm, so dass sich Ihr Eindruck verfestigt, einem guten Tipp gefolgt zu sein. Achten Sie auf Ihr Körpergefühl, besonders im Brust- und Bauchbereich. Wie fühlt sich die Aussicht auf den Besuch bei Ihrem Idealen Arzt/ Ihrer Idealen Ärztin oder Heilperson jetzt an?

Stellen Sie sich nun vor, Sie sind auf dem Weg zu dieser Person. Sie sind guter Dinge. Jetzt nähern Sie sich dem Ort, an dem diese Person praktiziert. Lassen Sie sich Zeit, diesen Ort zu visualisieren. Befindet er sich auf dem Land, in der Stadt? Wie ist die Umgebung? Ist es ein Haus, eine Wohnung, eine schöne Arztpraxis, eine Klinik oder ein Tempel? Der Ort hat wahrscheinlich selbst schon eine heilsame Ausstrahlung auf Sie.

Und nun stellen Sie sich vor, wie Sie an diesem Ort ankommen. Achten Sie dabei auf Ihr inneres Empfinden. Es wird Ihnen sagen, welche Vorstellungen wirklich angenehm und sind und welche nicht.

Jetzt lade ich Sie ein, sich die Begrüßung mit dieser Person vorzustellen. Es bestätigt sich bei diesem allerersten Eindruck Ihr Bauchgefühl: Hier bin ich mit meinen Beschwerden genau richtig aufgehoben. Etwas in Ihnen spürt, dass Sie den Behandler oder die Behandlerin gefunden haben, der oder die für Sie absolut ideal ist.

Jetzt schlage ich Ihnen vor, sich Zeit zu lassen, ein Bild von dieser Person entstehen zu lassen. Handelt es ich um einen Mann oder eine Frau? Wie ist die Person angezogen? Welche Ausstrahlung hat sie?

Und was vermittelt Sie Ihnen bei dieser ersten Begegnung?

Es geht hierbei eher um die persönlichen Qualitäten, die Sie benötigen – um die erwünschte Ausstrahlung der Idealen Heilperson.

Während die Vorstellung von Ihrem Arzt, Ihrer Ärztin oder Heilperson sich vor Ihrem inneren Auge ganz von selbst formt, achten Sie auf Ihre Körpermitte.

Sie können sich Zeit lassen, die heilenden Qualitäten der Person wahrzunehmen und zu benennen.

Wie spricht diese Person mit Ihnen?

Wie hört Sie Ihnen zu?

Und was für ein Gefühl vermittelt sie Ihnen dabei?

Welche Einstellung vermittelt Sie Ihnen auch ohne Worte über Ihre Beschwerden, Ihre Erkrankung?

Lassen Sie sich Zeit, dem, was immer innerlich auftaucht, noch einmal nachzufühlen.

Wenn Sie sich nun vorstellen, die Person biete Ihnen einen Raum der Aufmerksamkeit und Zuwendung an, in dem Heilung stattfinden kann, wie fühlt sich dieser Raum für Sie an? Was empfinden Sie in diesem Raum der Heilung in Ihrer Körpermitte?

Möglicherweise unterhalten Sie sich eine Weile, vielleicht fängt die Behandlung aber auch schon bald an. Was macht die Person oder auch nicht, damit Sie das Gefühl haben, hier genau richtig zu sein?

Möglicherweise haben Sie eine Frage, die Sie Ihrer Idealen Heilperson stellen möchten?

Lassen Sie sich Zeit, zuzuhören, was die Person Ihnen antwortet.

Stellen Sie sich nun langsam darauf ein, Ihren Besuch bei der Person zu beenden. Was brauchen Sie noch, bevor Sie sich sich verabschieden?

Zum Schluss können Sie sich bei der Person bedanken und verabschieden. Vielleicht machen Sie schon einen nächsten Termin aus? Vielleicht war es auch genug so?

Möglicherweise gibt die Person Ihnen noch etwas mit auf den Weg, ein Wort, einen Satz, ein Zeichen oder eine Geste? Vielleicht ist es nur ein freundlicher Händedruck?

Bevor Sie mit der Aufmerksamkeit wieder in das Alltagsbewusstsein zurückkehren, denken Sie daran, dass Sie mit dieser idealen Person in Ihrer Vorstellung jederzeit wieder in Kontakt treten können. Sie repräsentiert Ihr eigenes Wissen um Heilung.

Postoperative Beschwerden: Die Sehnsucht nach Ruhe

Bei Irmgard musste wegen einer gutartigen Geschwulst ein Eierstock entfernt werden. Sie ist 59 Jahre alt und kommt sechs Tage nach der Operation zu mir in die Praxis Sie sieht blass und geschwächt aus, und im Gespräch wird deutlich, wie erschöpft sie sich fühlt.

Postoperative Beschwerden, ganz normal, denke ich, ihr Körper bräuchte Ruhe. Sie selbst treibt sich aber an, zu funktionieren und wieder zu arbeiten. Im Hintergrund lauert ein für sie bedrohliches Gefühl von Hilflosigkeit, gegen das sie ihr Leben lang durch Aktionismus angekämpft hat. Innerlich fühlt sie sich zerrissen zwischen der Sehnsucht nach Ruhe und Schonung und dem Wunsch, kraftvoll zu sein und zu funktionieren. Ich schlage ihr einen Besuch bei dem/der Idealen Heilperson vor, sie erklärt sich einverstanden, ein Lächeln der Vorfreude huscht über ihr Gesicht. Sie schließt die Augen und berichtet:

»Der Raum der Heilerin geht zu einem Park hinaus. Ich höre Vogelgezwitscher und spüre die Bäume. Gleichzeitig bietet mir dieser Raum auch Rückzug. Er ist wie ein Kokon für mich. Mir kommt das Bild eines grün- orangefarbigen Seidenschals, der mich umhüllt. Genauso fühlt es sichan: wie in einer Schutzhülle.

Die Heilerin strahlt innere Ruhe und ein tiefes Verständnis für die Dinge aus. Ich fühle mich von ihr angenommen und aufgefangen. Ich spüre, wie mich das jetzt zu Tränen rührt.

Die Heilerin vermittelt mir: ›Lass die Sorgen und Beschwerden raus, die Kraft kommt dann von alleine wieder. Gestehe Dir zu, jetzt einmal schwach zu sein.‹«

Ich bin aber ungeduldig. Gleichzeitig spüre ich, dass ich ihr vertrauen kann, und so lasse ich mich auf das Abwarten ein, auch wenn es mir schwerfällt. Ich möchte die Heilerin um Ruhe und innere Sicherheit bitten und frage sie, wieso ich beides nicht habe. »Das kannst Du nicht wissen, das kommt von irgendwo her, eine Vorbelastung, die Du mitgebracht hast. Ich selbst habe meine Heilkraft von höheren Mächten. Ein tägliches spirituelles Ritual könnte dir auch Halt und ein Fundament geben.«

Irmgard staunt. »Jetzt kann ich etwas von der Hilflosigkeit zulassen, denn es ist ja Kraft und Hilfe von außen da!« Sie nimmt sich am Ende der Sitzung vor, ihre *Innere Heilerin* zweimal pro Woche aufzusuchen. In der kommenden Sitzung berichtet sie dankbar, wie gut das funktioniert und wie heilsam sie diese »Besuche« empfindet. Wir nutzen die nächste Stunde dazu, gemeinsam ein Ritual zu entwickeln, das ihr Ruhe, Halt und Sicherheit vermittelt.

Wenn Sie ein Symbol oder Bild von Ihrem Idealen Arzt, Ihrer Ärztin oder Heilperson etabliert haben, dann können Sie, wie Irmgard, dieses Bild immer wieder in Ihrem Alltag oder auch in späteren Focusing-Prozessen zur Rate ziehen. Es kann Ihnen bei Fragen zu Ihrer Erkrankung und Gesundung als innere Dialogpartnerin oder als innerer Dialogpartner zur Verfügung stehen. Häufiger berichten Menschen, mit denen ich die Übung durchgeführt habe, dass sie deren Effekt zunächst unterschätzt hätten und erst im Laufe der folgenden Körperdialoge merkten, wie bedeutsam und hilfreich die *Innere Heilerin* oder der *Innere Arzt* als AnsprechpartnerIn im Heilungsprozess für sie geworden war. Hier gilt wie so oft: Übung macht den Meister oder die Meisterin!

Bevor wir zum Kernprozess, dem achtsamen Dialog mit dem Symptom kommen, möchte ich zunächst erläutern, was der Begriff *Freiraum* im Focusing bedeutet und warum er als Voraussetzung für einen gelingenden Dialog so wichtig ist. Ich werde Ihnen auch aufzeigen, wie Sie konkret in Ihren eigenen Freiraum finden können.

KAPITEL 7

Freiraum und Gesundheit

Im Focusing geht es immer darum, dass wir neue, heilsame Erkenntnisse finden. Die wichtigste Voraussetzung, damit dies geschehen kann, ist, dass wir genügend Abstand (*Freiraum*) zur Verfügung haben. Gute Einfälle – das kennen Sie sicher aus eigener Erfahrung – kommen nicht unbedingt durch angestrengtes Nachdenken am Schreibtisch, sondern während wir spazieren gehen, vielleicht auch unter der Dusche, beim Meditieren oder Unkraut zupfen. Während dieser Tätigkeiten sind wir entspannt und denken womöglich gar nicht gezielt an ein Problem. Wir haben sozusagen einen »freien Raum« in uns. Um ein Problem zu lösen, brauchen wir zunächst eine heilsame Distanz dazu. Sind wir zu nah an einer Sache dran, erkennen wir den Wald vor lauter Bäumen nicht.

Ohne Freiraum sind wir mit der anstehenden Thematik, zum Beispiel die Auseinandersetzung mit unserer Erkrankung, völlig identifiziert. Es fehlt ein sogenannter *Innerer Beobachter / Innere Beobachterin* als Gegenüber für unser Erleben. Unsere Probleme, Krankheiten und Symptomen hängen dann wie Sorgensäckchen an unserem Körper und führen dazu, dass wir uns, besonders im Brust- und Bauchbereich, eng und bedrückt fühlen. Gelingt es uns aber, Freiraum – also genügend Abstand – zu schaffen, dann haben wir ein Erleben von Weite und Raum. Wir fühlen uns souverän genug, um mit dem anstehenden Thema zu arbeiten.

Das Freiraum-Schaffen als erster Schritt bei einem achtsamen Körperdialog ist essenziell wichtig, denn ohne Freiraum stockt der Prozess. Geht er zwischendrin mal verloren, hat es zunächst Vorrang, den Freiraum wiederherzustellen.

Das Erleben von Freiraum geht einher mit einem Empfinden von Weite, Entspannung und Offenheit im Körper, bei dem wir uns von unseren Problemen, auch von möglichen Krankheiten, bewusst dis-identifizieren. Eine Meditation, bei der wir uns im Loslassen und im neutralen Beobachten des jetzigen Momentes üben, kann zum Beispiel zu einer tiefen Freiraum-Erfahrung werden. Da Freiraum eine angenehme Erfahrung ist, die selbst dann möglich ist, wenn wir eine Menge anstehender Probleme haben, kann sie nahezu »süchtig« machen. Menschen, die regelmäßig meditieren, wissen um den Sog dieser Freiraum-Erfahrung.

Neben der Meditation gibt es viele Möglichkeiten, um Freiraum zu schaffen. Ich habe die Wichtigsten in meinem Buch *Entspannt und klar* ausführlich dargestellt und auf der dem Buch beigefügten CD auch angeleitet, sodass man sie leicht selbst erlernen kann.

Für den achtsamen Körperdialog möchte ich an dieser Stelle vor allen Dingen drei Methoden aufgreifen, die sich als sehr hilfreich erwiesen haben:

- Das Aufsuchen eines Guten Ortes im Körper
- Das Päckchen-Packen
- Das Herausstellen eines Symptoms

Freiraum schaffen: Der Gute Ort im Körper

Da wir bei den achtsamen Körperdialogen nicht unseren Verstand, sondern in erster Linie unsere körperlich gefühlte Resonanz, den *Felt Sense*, eine Lösung für die anstehende Frage suchen lassen, beginnen wir damit, eine angenehme Stelle im Körper zu suchen und dort mit der Aufmerksamkeit zu verweilen.

Stellen Sie sich vor, in Ihrem Körper gäbe es einen Medizinschrank mit heilsamen Medikamenten. Tatsächlich verfügt Ihr Körper über diesen Vorrat an heilenden Kräften. In dem Moment, in dem Sie sich auf eine angenehme Empfindung im Körper konzentrieren, haben Sie Zugang zu Ihrem inneren Medizinschrank. Hier folgt die Anleitung:

KURZANLEITUNG: EINEN GUTEN ORT IM KÖRPER FINDEN

Finden Sie eine entspannte Haltung, in der Sie sich wohl fühlen, sei es im Sitzen oder Liegen.

Schließen Sie die Augen und gehen Sie mit Ihrer wohlwollenden Aufmerksamkeit eine wenig durch den Körper spazieren.

Fragen Sie sich: Wo fühle ich mich im Moment wohl? Manchmal zieht eine Stelle gleich Ihre Aufmerksamkeit auf sich, manchmal dauert es eine Weile, bis Sie einen entsprechenden Ort gefunden haben. Die Stelle muss sich nicht hundertprozentig gut anfühlen, aber sie sollte überwiegend angenehm sein. Wandern Sie von den Füßen in aller Ruhe aufwärts, bis Sie eine Stelle gefunden haben.

Richten Sie Ihre Aufmerksamkeit jetzt auf das angenehme Empfindung, lassen Sie es einen Moment auf sich wirken. Versuchen Sie, das angenehme Erleben mit ein paar Worten zu beschreiben, wie zum Beispiel »Dort ist es weit, warm und entspannt.«

Wie ist die Stimmung an diesem angenehmen Ort?

Taucht vielleicht ein Bild auf, das zu der angenehmen Empfindung passen könnte?

Sie können sich auch fragen: Was ist das Beste an diesem Ort?

Genießen Sie das angenehme Gefühl, ohne irgendetwas zu tun. Kommen Sie inmitten dieses Gefühls zur Ruhe.

Verweilen Sie, solange Sie mögen oder Zeit haben. Möglicherweise breitet sich das angenehme Gefühl im Körper aus, oder es wird deutlicher und intensiver.

Wenn es für Sie stimmt, können Sie sich fragen: »Wo in meinem Alltag könnte ich dieses Gefühl gut gebrauchen?« (z. B. immer, wenn ich mit meinem Chef spreche…)

Beenden Sie die Übung langsam und in Ihrem Tempo.

Je öfter Sie diese Übung durchführen, desto mehr wird Ihr Vertrauen in ihre heilsame Wirkung wachsen. Fragen Sie sich jedes Mal neu: Wo fühle ich mich jetzt gerade wohl? Lassen Sie zu, dass sich unterschiedliche Orte und Empfindungen von selbst zeigen.

Stellen Sie sich vor, Sie planten eine Wanderung. Dann können Sie natürlich einfach loslaufen. Vielleicht gibt es aber am Beginn der Wanderung so eine Art Hochplateau, von dem aus Sie Ihre Strecke überblicken können. Würden Sie das Hochplateau betreten oder lieber ignorieren?

Die meisten von Ihnen würden es vermutlich betreten, um sich rasch einen Überblick zu verschaffen. Der »Gute Ort« ist wie dieses Hochplateau zu Beginn der Wanderung: Von ihm aus haben Sie genügend Abstand, um das anstehende Problem besser zu überblicken und anzugehen. Wenn Ihnen dieser Abstand oder Freiraum im Prozess verloren gegangen sein sollte, steigen Sie bitte wieder auf das Plateau bzw. suchen Sie den Guten Ort erneut auf.

Häufig ist es so, dass die Empfindungen, Bilder und Gefühle, die wir mit dem Guten Ort verbinden, genau das sind, was wir für eine Lösung im bevorstehenden Körperdialog brauchen. Eine Krebspatientin zum Beispiel, von Kindheit an gewohnt, zu viel Verantwortung auf sich zu nehmen, fand den Guten Ort in ihren Fingern. Dort empfand sie ein angenehmes Pulsieren. An dieser Stelle, so erlebte sie, würde alles von allein fließen. Sie wusste, dass sie loslassen konnte und sich um nichts zu kümmern brauchte.

Unser Medizinschrank in Form des Guten Ortes enthält häufig genau das Medikament, das für unsere Selbst-Heilung wichtig ist. Ich finde das immer wieder erstaunlich.

Das Päckchen-Packen

Die Freiraum-Übung des Päckchen-Packens hat sich vor allen Dingen bewährt, wenn viele Probleme auf einmal auf uns einstürzen und wir den Wald vor lauter Bäumen nicht mehr sehen. Bei einer schwer wiegenden Diagnose wie zum Beispiel einer Krebserkrankung ist das häufig der Fall. Neben der körperlichen Symptomatik gibt es häufig Probleme mit den Angehörigen, man ist nicht mehr arbeitsfähig, das Selbstwertgefühl leidet usw. Häufig fühlt man nur einen Wust an Unwohlsein, doch durch die Übung des Päckchen-Packens gewinnt man erstaunliche Klarheit und Abstand zu den Belastungen. Bei dieser Übung benennt man die momentanen Probleme nach und nach mit einer Überschrift und gibt ihnen in der Vorstellung eine Verpackung, zum Beispiel einen Koffer, einen Safe oder auch eine Vase. Diese Behältnisse stellt man dann in der Vorstellung so weit weg, dass man genügend Abstand zu ihnen hat. Manchmal kann das ein fremder Kontinent sein, manchmal möchte man ein Problem auch nur zuhause in ein Regal stellen. Dann fragt man sich, wie man sich fühlen würde, wenn das Problem gelöst wäre. Diese Übung habe ich ausführlich in meinem Buch über »Freiraum finden bei Stress und Belastung« (Kersig 2014) beschrieben und man kann sie mithilfe der diesem Buch beigefügten CD gut selbst durchführen.

Eine Variante des Päckchen-Packens, die speziell auf den Freiraum zu körperlichen Symptomen abzielt, möchte ich nun näher darstellen: Das Hinausstellen einer körperlichen Beschwerde.

ÜBUNG: SYMPTOME UND BESCHWERDEN HINAUSSTELLEN

Entspannen Sie sich und richten Sie Ihre Aufmerksamkeit nach innen. Versuchen Sie, die Qualität Ihrer Aufmerksamkeit so freundlich, so sanft und so empfangend wie möglich werden zu lassen. Stellen Sie sich vor, dass Ihre Atmung in die erkrankte oder schmerzhafte Stelle fließt.

Erforschen Sie jetzt mit offener, sanfter Aufmerksamkeit diese Stelle im Körper, die Ihnen Unbehagen bereitet. Vermeiden Sie dabei das Wort »Schmerz«, und konzentrieren Sie sich stattdessen auf die tatsächlichen Empfindungen. Handelt es sich um einen Druck, ein Stechen oder Ziehen, Pulsieren oder Kribbeln? Ist es dort kalt oder heiß?

Wie ist würden Sie die Stimmung an diesem Ort beschreiben?

Stellen Sie sich jetzt vor, die Empfindung wäre ein Gegenstand: Was taucht da vor Ihrem inneren Auge auf? Welche Form hätte dieser Gegenstand? Wie groß wäre er? Welche Farbe hat er? Aus welchem Material besteht er?

Hat das Ganze vielleicht sogar eine Überschrift?

Stellen Sie den Gegenstand jetzt Ihrer Vorstellung aus dem Körper hinaus, sodass Sie genügend Abstand dazu haben.

Wie fühlen Sie sich im Körper, wenn Sie die Sache rausgestellt haben? Spüren Sie eine kleine Veränderung, eine Erleichterung oder ein Aufatmen? Lassen Sie sich Zeit, den Körper wahrzunehmen, nachdem der Gegenstand hinausgestellt ist.

Beenden Sie die Übung, indem Sie sich fragen: Was war jetzt wichtig oder neu für mich? Was möchte ich mir merken?

Eine Patientin sah ihren Schmerz in der Brustwirbelsäule als roten, funkensprühenden, aggressiven Feuerball, den sie ein paar Meter vor sich hinlegte. Ein anderer Patient visualisierte einen Lavabrocken im Brustbereich, den er ins Meer warf, und ein dritter nahm seinen Schulterschmerz wie eine harte, schwarze, schwere Eisenstange wahr. Ein Teilnehmer visualisierte seinen Tinnitus als silberne Querflöte, die er in einen alten Schrank hinter eine Ablage steckte. Den Ton im Ohr erlebte er dadurch dumpfer, nicht mehr so schrill und »böse«.

Fast immer tritt beim Hinausstellen des vorgestellten Gegenstandes eine gewisse körperlich fühlbare Erleichterung ein, das heißt, es kommt zu einer Linderung der Symptomatik und zu einem spürbaren Erleben von mehr Weite und Freiraum.

Sehr wichtig ist die Haltung, mit der das Hinausstellen geschieht. Sie sollte nicht durch Aversion geprägt sein (keinesfalls sollte das Symptom in irgendeiner Mülltonne landen), sondern von Akzeptanz. Das Symptom darf da sein, ich gebe ihm sogar einen guten Ort, zum Beispiel irgendwo in der Sonne, doch ich erlaube mir, Abstand dazu herzustellen. Nur wenn ich mehr bin als meine Symptomatik, kann ich überhaupt mit ihr umgehen. Nur wenn ich Abstand zu ihr habe, habe ich einen klaren Blick auf sie, kann ihr Fragen stellen und eine Beziehung zu ihr herstellen.

Manchmal wollen Betroffene das als Gegenstand visualisierte Symptom auch gar nicht entfernen. So sah eine Teilnehmerin ihren Kopfschmerz wie einen Holzwürfel und bei der Vorstellung, diesen Würfel aus dem Körper zu hinauszustellen, bekam sie Angst, die Kontrolle darüber zu verlieren. Es ist wichtig, an solchen Stellen absichtslos zu bleiben. Hier könnte es zum Beispiel hilfreich sein, die Angst vor dem Kontrollverlust zu begrüßen, sie im Körper zu lokalisieren und ihr zuzuhören, statt den Würfel mit aller Gewalt nach außen zu befördern.

Das Visualisieren und Rausstellen des Symptoms als Gegenstand stellt meist einen ersten Schritt im achtsamen Körperdialog dar. Anschließend kann der Gegenstand, zum Beispiel ein Feuerball, befragt werden: »Was ist deine Geschichte, wie bist du entstanden?« oder: »Was möchtest Du mir sagen?« Dieses Vorgehen beschreibe ich ausführlich im nächsten Kapitel. Zunächst zeigt das folgende Beispiel, wie bei achtsamen Körperdialogen das Freiraum-Schaffen mit der Symptom-Exploration verbunden werden kann:

Akne

Stark geschminkt erscheint sie zu meinem Seminar. Eine dicke Make-up-Schicht soll eine 30-jährige Leidensgeschichte überdecken. Akne, durch Lebensmittel ausgelöst, lautet die Diagnose. Antibiotika, Homöopathie, Verzicht auf tierisches Eiweiß und Zucker, hoch dosierte Vitamin A-Behandlung, traditionelle Chinesische Medizin mit bitteren Tees – keiner dieser Therapieversuche brachte der 51-jährigen Pädagogin bislang den erwünschten Durchbruch. Die Befürchtung, auf die ihr unbekannten Kursteilnehmenden abstoßend zu wirken, hatten noch mehr Pickel als sonst aufblühen lassen. Die erste Übung dient dem Freiraum-Schaffen: »Finden Sie eine angenehme Stelle im Körper, an der Sie sich wohl fühlen. Verweilen Sie dort ein wenig.« Das Gesicht drängt sich ihr auf. »Das kann ja wohl nicht wahr sein! Ausgerechnet das Gesicht als angenehmer Ort!« Im Anschluss kann sie sich überraschend frei mit einer anderen Teilnehmerin über das sonst so peinliche Thema Akne austauschen.

Am nächsten Tag geht es wieder um Freiraum: »Finden Sie eine heilsame Distanz zu Ihren Problemen, indem Sie diese in der Vorstellung verpacken und genügend weit weg stellen.« Sie schließt die Augen, verpackt ihre Scham und Angst vor Ablehnung gedanklich in zwei Kartons, schnürt diese zu und atmet auf. Da kommt der Geistesblitz: »Zwischen der Vereinbarung eines Termins beim Heilpraktiker und dem Termin selbst geht es meiner Haut doch meistens gut! In dieser Zeit ist das Thema zur Seite gelegt, ich habe Freiraum und keinen Erfolgsdruck.« Eine für sie bahnbrechende Erkenntnis. Wieder zu Hause übt sie jeden Tag anhand einer CD das Freiraum-Schaffen. Der Durchbruch nach einer langen Leidensgeschichte ist: Die Haut bessert sich deutlich. Nach drei Monaten lässt sie die Übungen weg, und sofort tritt die Akne erneut auf.

Vielleicht braucht es noch mehr als nur Abstand und Freiraum, überlegt sie und widmet sich im folgenden Seminar der Symptomatik noch einmal in Form eines achtsamen Körperdialogs. »Denk jetzt an alles, was du über das Symptom weißt, auch an alles, was du noch nicht darüber weißt, und lass das ein Ganzes werden. Achte dabei darauf, welche innere Resonanz dazu in dir entsteht,« lädt ihr Begleiter sie ein.

Es taucht ein flächiger Druck im Brustbereich und dazu das Bild einer dünnen, bläulich schimmernden Stahlplatte auf. In Höhe des Herzens spürt sie eine Öffnung, durch die warmes, weiß- gelbliches Licht dringt. Die Stahlplatte ist nicht unangenehm. Sie schützt vor Eindringlingen, vor zu viel Nähe. Ihr Begleiter legt ohne Vorwarnung seine Hand auf diese Stelle in der Brust, und sie spürt sofort Widerstand. Sie bittet ihn, die Hand zur Seite zu legen. Jetzt verbindet sich der innere Prozess mit dem äußeren: Sie spürt, dass sie sich selbst schützen kann und am Regler sitzt. Die Stahlplatte verschwindet, sie fühlt sich befreit und gelöst. Es taucht der Satz auf: »Ich brauche nicht abstoßend auszusehen, um mich zu schützen.« Sie fühlt sich entspannt, wie von einem Lichtbogen umhüllt und getragen.

Ein Jahr später schreibt sie mir: »Keine Therapie hat mir bislang besser geholfen als das Focusing.«

Lassen Sie mich noch bemerken, bevor wir weitergehen, dass wir uns durch das konsequente Achtgeben auf Freiraum gleichzeitig auf das uns innewohnende gesunde Potential konzentrieren.

Im Zustand des Freiraums erleben wir unseren Körper und Geist als entspannt, als weit und nicht verschmolzen mit unseren Problemen. Die Konzentration auf das Gesunde und nicht der Kampf gegen die Krankheit: das entspricht dem achtsamen Weg zur Heilung. Dazu gehört die wichtige Frage, wann es uns gesundheitlich gut ging. Was war anders als in den Zeiten, in denen die Symptomatik stärker oder schwächer auftrat? Einer Kursteilnehmerin, die seit 30 Jahren unter chronischem Schnupfen litt, fiel zum Beispiel auf, dass sie immer genau dann beschwerdefrei war, wenn sie genügend Freiraum hatte, nämlich so viel, dass sie künstlerisch kreativ tätig sein konnte.

Wir halten fest: Mit der Grundhaltung der inneren Achtsamkeit, der Formulierung eines Ziels, der Aktivierung des oder der *Inneren HeilerIn* und dem Schaffen von ausreichend Freiraum sind jetzt alle Voraussetzungen gegeben, um uns mit der Symptomatik eingehend zu beschäftigen und einen achtsamen Symptom-Dialog zu führen.

KAPITEL 8

Der Dialog mit einem Symptom

Grundsätzlich gibt es zwei verschiedene Möglichkeiten, ein Symptom mit innerer Achtsamkeit näher zu erforschen:

1. Wir richten unsere freundliche Aufmerksamkeit direkt auf das Symptom und beschreiben die Empfindungen, stellen Fragen und warten ab welche Bilder, Gefühle, Geschichten oder Botschaften von dort kommen. Dieses Vorgehen führt aus meiner Erfahrung fast immer zu neuen Erkenntnissen, die uns weiter helfen. Es ist für den Einstieg in aller Regel am einfachsten.

2. Das klassische Vorgehen beim Focusing im Umgang mit Symptomen wäre, einen *Felt Sense* über das Symptom zu bilden und bei diesem zu verweilen, sodass er seine Bedeutung entfalten kann. Das bedeutet, dass wir uns, wenn wir zum Beispiel unter Kopfschmerzen leiden, fragen können: »Wenn ich an alles denke, was mit diesen Kopfschmerzen zu tun hat, alles, was ich darüber weiß und auch alles, was ich noch nicht darüber weiß: wo in meiner Körpermitte finde ich eine Resonanz dazu?« Dann entsteht vielleicht ein Druckgefühl in der Magengegend. Begrüßen wir diesen Druck und verweilen bei ihm mit nichts-tuender Aufmerksamkeit, entfalten sich plötzlich Bedeutungen, die überraschend und unerwartet sind.

In meiner Erfahrung führen in aller Regel beide Möglichkeiten, sowohl das achtsame Verweilen direkt am Symptom als auch der Focusing-Prozess mit dem *Felt Sense* eines Symptoms, dazu, dass wir etwas Neues, Heilsames, Überraschendes erfahren, etwas, das wir vorher noch nicht wussten. Für mich hat es sich bewährt, zunächst mit Möglichkeit 1 (achtsames Erforschen des Symptoms selbst) zu beginnen und nur, wenn der Prozess stockt, zu Möglichkeit 2 (verweilen mit dem *Felt Sense* des Symptoms) zu wechseln. Sollte die Symptomatik aber im Kopf sitzen, ist es häufig hilfreicher, zunächst einen *Felt Sense* über – zum Beispiel – den Kopfschmerz zu bilden und dort zu verweilen, da sonst die Gefahr besteht, zu sehr in Gedanken und Konzepten verhaftet zu bleiben, die ja im Kopf entstehen, anstatt den Körper seinen Weg finden zu lassen. Prinzipiell ist es auch möglich, in einem ersten Prozess mit Möglichkeit 1 zu arbeiten und sich später der Möglichkeit 2 zu widmen.

Leitfaden für einen Körperdialog bei Symptomen und Beschwerden

Am einfachsten ist es, wenn Sie den Körperdialog zunächst mithilfe einer Begleitung durchführen. Dies kann eine Freundin sein, die gewillt ist, Ihnen zuzuhören, ein Therapeut oder eine Ärztin. Wichtig ist, dass Sie sich bei dieser Person gut aufgehoben fühlen und das Gefühl haben, sich öffnen und anvertrauen zu können. Ohne eine gute Beziehung zu Ihrem Gegenüber wird es Ihnen schwer fallen, sich selbst in aller Offenheit zu erforschen. Auch geübten Focussierenden fällt es leichter, eine Symptomatik zu erforschen, wenn sie eine Begleitung haben. Einen achtsamen Körperdialog zur Symptom-Erforschung erfolgreich allein durchzuführen ist schon so etwas wie die höhere Schule. Denn dann muss man zwei Rollen gleichzeitig ausfüllen: Die der focussierenden Person und die der Begleitung. Also beginnen Sie am besten zunächst zu zweit mit einer Person Ihres Vertrauens, die sich mit der Methode bereits ein wenig bekannt gemacht hat.

DAS SYMPTOM ACHTSAM ERFORSCHEN: LEITFADEN FÜR DEN ABLAUF

- Klären Sie in der Vorbesprechung mit geöffneten Augen und sich gegenüber sitzend Ihr Thema oder Ihre Fragestellung. Besprechen Sie auch, wie viel Zeit Sie sich geben möchten. Ich empfehle für den Anfang 30–45 Minuten. Ihr Inneres stellt sich auf den Zeitraum ein, den Sie haben. So kann auch zum Beispiel in 20 Minuten schon etwas Neues entstehen.
- Setzen Sie sich bequem hin und achten Sie darauf, nicht durch das Telefon, die Klingel oder ein Familienmitglied gestört zu werden (äußerer Freiraum)
- Finden Sie beide auf Ihre Weise in die innere Achtsamkeit (zum Beispiel durch Augen schließen, Atmung spüren, umschalten zur loslassenden Präsenz)
- Suchen Sie als focussierende Person einen guten Ort im Körper. Beschreiben Sie das angenehme Gefühl mit ein paar Worten oder Bildern.
- Die Begleitung hört zu, fühlt mit und wiederholt die von der focussierenden Person geäußerten Schlüsselwörter. Das sind die wichtigen, emotional geladenen Wörter eines Satzes. Sagt jemand zum Beispiel: »Mir ist an diesem Ort warm, geborgen und wohlig zu Mute«, wiederholt die Begleitung nur »warm, geborgen und wohlig«. So kann die focussierende Person noch einmal nachfühlen, ob diese Worte zu ihrem inneren Erleben passen und sie gegebenenfalls ergänzen oder verbessern.
- Sobald Sie als Focussierende/r dazu bereit sind, können Sie sich von Ihrem Guten Ort aus Ihrem Problem oder Symptom zuwenden. Dazu könnte die Begleitung folgende Fragen stellen:
- Ist das Symptom, die Erkrankung an einer bestimmten Stelle spürbar?
- Mögen Sie die Empfindungen dort begrüßen und willkommen heißen? Können Sie ihnen zunächst einfach freundliche Gesellschaft leisten?

- Falls das nicht möglich ist, braucht der Widerstand zunächst Ihre Aufmerksamkeit. Es gibt einen Teil, der krank ist, und einen anderen, der das nicht will. Wo genau ist der Widerstand gegen das Symptom im Körper spürbar? Erst wenn sich der Widerstand gegen die Symptomatik genügend geäußert hat (häufig ist er mit Angst oder Wut verbunden, die zunächst Ihre Aufmerksamkeit brauchen), können Sie mit der Aufmerksamkeit zum Symptom gehen.
- Wie fühlt es sich an? »Fühlt sich an wie…«. Lassen Sie Worte entstehen.
- Die Begleitung hört zu, fühlt mit und kann Schlüsselwörter zurück sagen. Wenn der Prozess stecken bleibt, kann sie die Entfaltung des Symptoms durch Fragen unterstützen.

Mögliche Fragen:

- Tauchen Bilder auf, die zu der kranken, verletzten Stelle passen? Wie genau ist zum Beispiel die Kugel (groß, klein, aus welchem Material etc.)?
- Gehen irgendwelche Gefühle damit einher?
- Wenn ja: Was ist traurig, beängstigend usw. an der ganzen Sache?
- Gibt es eine Haltung, Geste oder Bewegung, die zur Empfindung der Stelle passen würde? Möchten Sie diese einmal ausführen und spüren, was dadurch geschieht?
- Passt das, was Sie spüren, irgendwie zu Ihrem jetzigen Leben?
- Fragen Sie das Symptom: Was ist deine Geschichte?
- Was würde das Symptom sagen, wenn es sprechen könnte?
- Möchte das Symptom, dass Sie als Symptom-Trägerin etwas Bestimmtes tun oder lassen? Gibt es eine Veränderung, die das Symptom gerne herbeiführen möchte?
- Fragen Sie das Symptom, ob es möglicherweise vor etwas Angst hat.
- Was würde dem Symptom gut tun (Massagen, Aufmerksamkeit, Salben, eine bestimmte Behandlung oder Einstellung usw.)?
- Würde Berührung gut tun? Möchten Sie das jetzt ausprobieren?
- Was ist das Wesentliche für Sie?

- Die Begleitung achtet auf die vorher vereinbarte Zeit und kündigt das Ende ca. fünf Minuten vorher an, zum Beispiel mit folgender Formulierung: »Es sind jetzt noch fünf Minuten bis zum Ende unserer Sitzung. Schauen Sie bitte, was Sie brauchen, um den Prozess so langsam zu beenden.«
- Zum Schluss kann man noch fragen: »Was braucht es, damit Ihnen das, was Sie heute herausgefunden haben, nicht verloren geht oder von kritischen Stimmen angegriffen wird?« Nicht immer ist das Problem mit einem einzigen Prozess gelöst. Es ist wichtig, auch die kleinen Schritte zur Lösung zu würdigen statt die noch offenen Fragen und Probleme zu bedauern. Den offenen Fragestellungen kann man versprechen, sich ihnen in späteren Prozessen zu widmen.
- Wenn Sie möchten, können Sie das Wichtige aufschreiben oder malen.

Falls Sie bei der Erforschung des Symptoms stecken bleiben, fragen Sie sich:

- Wie ist es um Ihren Freiraum bestellt? Falls der verloren gegangen ist, kehren Sie mit der Aufmerksamkeit noch einmal an den Guten Ort zurück, und verweilen Sie dort für einen Moment. Schauen Sie sich die Frage, mit der Sie beschäftigt sind, von dort aus an.
- Prüfen Sie auch Ihre Haltung: Sind Sie wirklich absichtslos? Akzeptieren Sie alles, was Sie gerade wahrnehmen?

Druck im Oberbauch

Dorothee, Psychotherapeutin und Kursteilnehmerin, leidet seit ein paar Jahren unter starken Druckgefühlen im Oberbauch. Weder Ultraschall, Röntgenaufnahmen noch eine Magenspiegelung brachten einen Befund. »Stress« lautete die Diagnose des Hausarztes. Im Seminar erforscht Dorothee ihre Symptomatik mithilfe eines achtsamen Körperdialogs. Während sie ihre Aufmerksamkeit auf den Oberbauch richtet, wird der Druck immer größer. Das Bild eines Hinkel-Steines taucht vor ihrem inneren Auge auf, und ihr wird dabei etwas mulmig zu Mute. Dann sieht sie einen Embryo und fühlt sich dabei hilflos, ohnmächtig, sprachlos und traurig. Es gelingt ihr, diese Gefühle im Freiraum da sein zu lassen. Plötzlich taucht die Erinnerung an ihre Mutter auf, die oft erdrückend auf sie wirkte und die sie bis zum dritten Lebensjahr gestillt hat. »Verdorbene Muttermilch«. Dieses Wort bringt eine körperliche Erleichterung, ein Aha-Erlebnis, einen *Felt Shift*, wie wir im Focusing sagen. Verdorbene Muttermilch. Dazu der Gedanke: »Ich lasse auch heute noch zu viel ›verdorbene Muttermilch‹ in mich hinein.« Auch das fühlt sich stimmig an und befreit. Und: »Ich kann heute selbst entscheiden, was ich aufnehme oder nicht.« Bei diesem letzten Satz ist der Druck im Bauch kaum noch spürbar.

Dorothee ist von dem Prozess bewegt und beeindruckt. Ein Jahr später schreibt sie: »Es ist für mich ein kleines Wunder, dass die Beschwerden nicht wieder aufgetreten sind. Viele Jahre lang dachte ich, ich würde mir diesen lästigen ›Klumpen‹, der mich so drückt, gerne rausreißen. Und jetzt ist er einfach verschwunden! Mit der ›verdorbenen Muttermilch‹ hat es sich so entwickelt, dass ich mich häufiger äußere, wenn mir etwas nicht passt oder ich nicht einverstanden bin, und vor allem im beruflichen Rahmen bekommt mir das sehr gut! Selbst im Kontakt mit meiner Mutter merke ich, dass vieles, was mich vorher nervte, keine Bedeutung mehr für mich hat. Der Prozess war wirklich ein Meilenstein für mich und mein Inneres.«

In der Vorstellung heilsame Erinnerungen kreieren

Wie Sie vielen Beispielen in diesem Buch entnehmen können, tauchen beim achtsamen Verweilen bei Symptomen häufig schmerzhafte, unbewältigte Erinnerungen aus der Kindheit auf. Wie können wir mit diesen Erinnerungen so umgehen, dass es zu einer Heilung auf seelisch und körperlicher Ebene kommen kann? Zunächst ein Beispiel:

Der Blasenkrampf: Mutterbrust und Pinkelpott

Elena, eine 50-jährige Musikerin kommt mit einem sehr schmerzhaften Blasenkrampf in die Therapiesitzung. Sie leidet unter akutem ständigem Harndrang, der aber nur zu einer geringen Entleerung der Blase führt. Nachdem sie den »Guten Ort« im Körper gefunden und gespürt hat, frage ich, ob sie sich bereit fühlt, einmal in Richtung des Blasenkrampfes zu fühlen?

»Ja. (Pause) … Da bin ich sehr hilflos. (Pause) … und ängstlich. Mein Gefühl ist: Wenn ich loslasse, sterbe ich!« Elena ist sichtlich bewegt, hat aber noch ihren Freiraum.

Nun taucht eine sehr frühe Erinnerung an die Zeit auf, in der sie gestillt wurde: Aus Erzählungen weiß sie, dass ihre Mutter unter einer Brustentzündung gelitten hat. Dadurch bekam das Baby oft zu wenig Milch, häufig sei sie gar nicht richtig satt geworden. »Ich fühlte mich bedroht. Ja, das muss damals genauso ein Gefühl gewesen sein wie jetzt mit der Blase: Wenn ich die Brust loslasse, sterbe ich!« Elena ist sichtlich bewegt, hat aber noch ihren Freiraum.

Nachdem sie die Angst vor dem Loslassen körperlich gefühlt hat, frage ich Elena, was sie damals gebraucht hätte. »Eine Mutter, die keine Brustentzündung gehabt hätte und bei der die Milch im Überfluss geflossen wäre.«

»Möchten Sie sich das einmal bildlich vorstellen?« frage ich. Elena nickt.

»Sie können auch Ihren Handballen in die Rolle einer idealen vorgestellten Mutterbrust wählen und an ihm saugen, wenn sich das für Sie stimmig anfühlt.« Die Klientin greift den Vorschlag auf, legt sich auf den Boden und saugt an ihrem Handballen.

»Was passiert jetzt in Ihrem Körper?«

»Etwas in mir entspannt sich, und der Krampf in der Blase hat sich gelockert. Jetzt taucht aber noch eine andere Erinnerung auf: Meine Oma hat mich dauernd auf einen Piss-Pott gesetzt und mich dort stundenlang sitzen lassen, damit ich nicht mehr in die Windeln pinkele. Sie wollte mich auf Teufel komm raus trocken bekommen.« Elena lässt sich zunächst Raum, die aufkommenden Gefühle wie Empörung, Wut und Hilflosigkeit gegenüber ihrer Großmutter zu fühlen.

Jetzt möchte sich Elena eine Oma vorstellen, wie sie sie gebraucht hätte. Bei dieser vorgestellten Idealen Oma hätte sie nach Lust und Laune in die Windeln pinkeln dürfen, und die hätte sie auch niemals dafür in irgendeiner Form gemaßregelt oder auf einen Topf gesetzt. Bei dieser Vorstellung entspannt sich die Blase vollständig. »Es fühlt sich dort jetzt an wie ein entspannter Fluss! Es findet eine Art Durchlüftung zwischen dem Guten Ort und der Blase statt. Ich kann jetzt wirklich loslassen und mich entspannen, ohne Angst zu haben!« Der Blasenkrampf war nach dieser Sitzung deutlich vermindert und verschwand nach weiteren zwei Tagen vollständig.

Wir besitzen zwei verschiedene Formen des Gedächtnisses: Das explizite Gedächtnis, das seine Erinnerungen in Sprache symbolisiert und zum Beispiel in Form konkreter Episoden speichert, und das implizite Gedächtnis unseres Körpers, das die Erinnerungen ohne sprachliche Verschlüsselung auf Körperebene speichert. In diesem impliziten Gedächtnis sind zum Beispiel automatisierte Handlungsabläufe wie Rad- oder Autofahren aufbewahrt. Symptome und Krankheiten sind häufig eng mit impliziten Gedächtnisinhalten verwoben.

Wir wissen heute, dass Menschen, die als Kinder misshandelt wurden, ein beeinträchtigtes Immunsystem haben und dass ihre Anfälligkeit für Autoimmun- Erkrankungen erhöht ist (Pollak in Rüegg, 2010). Man geht davon aus, dass die Hälfte aller Patienten mit chronischen Schmerzerfahrungen in der Kindheit traumatisiert wurde. Bei ihnen haben sich die traumatischen Erfahrungen in das implizite Schmerzgedächtnis eingegraben.

Mithilfe der inneren Achtsamkeit können wir nun implizite, potenziell krankmachende Gedächtnisinhalte bewusst machen, in Sprache übersetzen und modulieren. Neue, heilsame Erfahrungen bzw. Vorstellungen können die neuronalen Netzwerke des Schmerzerlebens zum Glück auch wieder normalisieren.

Unser Gedächtnis darf man sich nicht wie eine Festplatte mit immer gleichen, objektiven Inhalten vorstellen, die wir durch Erinnern wachrufen. Vielmehr ist es etwas dauernd in Veränderung Begriffenes – denn bei jedem wachrufen unserer Erinnerungen verändern sich auch die Inhalte unseres Gedächtnisses. Daher ist es auch möglich, mithilfe unserer Vorstellungskraft neue, heilsame Gedächtnisinhalte zu kreieren und zu speichern.

Wenn wir uns an etwas erinnern, werden die synaptischen Verknüpfungen im Gehirn labil und formbar. Man spricht von neuronaler Plastizität, was an dieser Stelle bedeutet, das eine belastende Erinnerung durch eine neue, heilsame Erfahrung verändert werden kann.

Wir können zum Beispiel vor dem inneren Auge Bilder davon entwickeln, wie bestimmte Dinge, Menschen oder Situationen hätten sein müssen, damit sie für uns befriedigend und nicht krankmachend gewesen wären. Und diese – sozusagen rein hypothetischen Vorstellungen – wirken auf unseren Körper genauso, als wenn sie real passiert wären! Neben den alten synaptischen Mustern im Gehirn entstehen so neue, funktionalere Muster. Die äußerst wirksame Psychotherapie-Methode des amerikanischen Therapeuten Al Pesso hat genau dies zum Hauptinhalt: Neue, heilsame Erinnerungen zu kreieren, die zu einem befriedigenden und sinnerfüllten Leben führen. Vorgestellte sogenannte »Ideale Eltern« tun und sagen dabei genau das, was damals gefehlt hat. Wie bei einem achtsamen Körperdialog wird in der Therapie Al Pessos darauf geachtet, dass die neuen Vorstellungen auch im Körper gefühlt werden. Nur, wenn sie zu einer spürbaren und sichtbaren Veränderung im Körpererleben führen, sind sie heilsam und werden beibehalten.

Im Focusing wird dieses Vorgehen *Refilling* genannt. Der Körper, so Gendlin, ist ein mit seiner Umwelt in ständiger Wechselwirkung lebender

Organismus. Er weiß, welche Antworten er braucht, damit sich der Lebensprozess fortsetzen kann. Bleiben diese Antworten aus, bleibt der Lebensprozess stecken. So können auch krankmachende Erinnerungen, Gefühle und Einstellungen entstehen. Unvollständige Prozesse des Körpers, so Gendlin, warten darauf, sich fortsetzen zu können. Dazu benötigen sie Selbst-Antworten oder Antworten von anderen. Antworten, die mit dem Körper interagieren und dadurch den nächsten richtigen Schritt, also einen *Felt Shift* hervorbringen (Stumm 2003). Fragen wie »Was hättest du damals gebraucht?« leiten das *Refilling* ein.

Wenden wir die achtsamen Körperdialoge dafür an, die in Zusammenhang mit den Symptomen gespeicherten impliziten Gedächtnisinhalte bewusst zu machen und dann mithilfe unseres Körpers – der genau weiß, was wir damals gebraucht hätten –, eine Vorstellung davon zu entwickeln, was damals gut gewesen wäre und was wir gebraucht hätten, kann uns dies auf seelischer und körperlicher Ebene zutiefst heilen.

Die Schleimbeutel-Entzündung in der Schulter oder: Ich weiß nicht wohin mit meiner Traurigkeit

Die 49-jährige Krankenschwester leidet schon seit Monaten unter einer chronischen Schleimbeutel-Entzündung in der rechten Schulter und unter Spannungskopfschmerzen. Karin möchte sich diese Symptome in der Psychotherapie bei mir einmal anschauen.

Zunächst sucht sie einen *Guten Ort*. »Das sind jetzt die Füße. Die geben mir Sicherheit, Kontrolle und Stabilität. Wenn ich die Bodenhaftung spüre, fühle ich mich gehalten. Ich empfinde eine Art Rundum-Schutz. Laufen gehört nun mal zu mir!« Sie lächelt.

Nachdem sie das Empfinden von Sicherheit, Kontrolle, Stabilität und Schutz in ihren Füßen ausgekostet hat, lade ich sie dazu ein, sich von dort aus einmal ihrer Symptomatik zu widmen und mit der Aufmerksamkeit zur entzündeten Schulter zu gehen.

C.: »Ja, da empfinde ich einen scharfen Schmerz. Im Kopf klopft es. Und jetzt kommt ganz viel Traurigkeit in mir hoch, ich werde weinerlich.«

Ich: „Ist es okay, den scharfen Schmerz, das Klopfen im Kopf und die Traurigkeit zu begrüßen?

C.: »Ja – das tut ganz gut.«

Ich: »Worauf möchtest du Deine Aufmerksamkeit zuerst richten?«

C.: »Auf die Traurigkeit. Die ist für mich noch schwieriger als der Schulterschmerz. Ich weiß nicht, wohin mit dieser Traurigkeit!«

An dieser Stelle merke ich, dass die Klientin ihren Freiraum verliert. Sie kämpft mit den Tränen und hat Angst, von ihren Gefühlen überwältigt zu werden. Ich weiß, dass in ihrer Kindheit nie jemand bei ihr war, wenn sie traurig war. Deshalb schlage ich ihr vor: »Möchtest du ein Kissen aus diesem Raum in die Rolle einer vorgestellten Person wählen, die bei dir ist, wenn du traurig bist?« Dankbar greift sie diesen Vorschlag auf, wählt ein großes buntes Kissen, stellt es auf einen Hocker neben ihren Sessel und hält es mit einer Hand ganz fest.

Ich leihe der imaginierten Person meine Stimme: »Ich bin bei dir, wenn du traurig bist.« Die Klientin wirkt gleichzeitig erleichtert und betroffen. »Das hätte ich als Kind gebraucht. Die Eltern zogen abends immer los und ließen mich mit den Geschwistern allein im Haus. Niemand sah, wie ängstlich und traurig ich damals war. Die Kopfschmerzen sind meine Art, die Traurigkeit zu verpacken. Ich merke jetzt aber: Ich bin nicht unverwundbar! Hinter meinen Augen spüre ich so ein trockenes Weinen. Wenn ich da noch mehr hin fühle, taucht das Bild eines Wasserfalls auf, der sich hinter den Augen befindet. Wenn ich früher weinte, wurde ich von den Eltern auch noch gedemütigt. Ich habe meine Traurigkeit mit aller Macht unterdrückt.«

Dann möchte sich Karin vorstellen, diese Person sei damals schon für sie da gewesen und hätte ihre Traurigkeit vor den Demütigungen ihrer Eltern beschützt. Wieder leihe ich der Person meine Stimme: »Wenn ich damals da gewesen wäre, hätte ich dafür gesorgt, dass deine Verletzlichkeit und Traurigkeit in Sicherheit gewesen wären. Ich hätte nicht zugelassen, dass dich irgendjemand deswegen gedemütigt hätte!« Karin fühlt sich sichtbar erleichtert, und Tränen rollen über ihre Wangen. Dann schlage ich ihr vor, sich vorzustellen, sie hätte ideale Eltern gehabt, die sie niemals abends allein gelassen hätten und die, wenn sie traurig gewesen wäre, behutsam und mitfühlend gewesen wären. Auf dem Gesicht der Klientin breitet sich jetzt ein Gefühl der Ruhe und Zufriedenheit aus. In der Nachbesprechung zeigt sie sich überrascht, dass sich hinter ihren Kopf- und Schulterschmerzen verdrängte Traurigkeit verbarg. Sowohl in der Schulter als auch im Kopf fühlt sie sich nun deutlich besser.

Nicht selten verbergen sich hinter einer Schmerz-Symptomatik Emotionen aus der Kindheit, die damals mangels einer den Gefühlen Halt gebenden Person nicht zugelassen werden konnten. Da solche Antworten von außen ausblieben, blieb der Prozess an dieser Stelle stecken. In einem achtsamen Körperdialog könnte man dann fragen: »Was hättest du damals gebraucht, um diese Gefühle zulassen zu können?« Stellt die/der Focussierende sich dann vor, es wäre jemand da gewesen, der mit einem mitgefühlt hätte, und wird diese Vorstellung auch im Körper gefühlt, kann der Lebensprozess, der an dieser Stelle ins Stocken geraten war, wieder ins Fließen kommen, und die Symptomatik kann sich bestenfalls sogar auflösen. In dem obigen Beispiel habe ich mehr Führungsschritte gemacht, als es bei einem Körperdialog normalerweise üblich ist, da es sich bei der Klientin um traumatische Erinnerungen handelte. Ich wollte mit meinem Vorschlag einer vorgestellten Kontakt- und Schutzperson verhindern, dass die Klientin in der Erinnerung noch einmal von heftigen Gefühlen überflutet wird und ihren Freiraum verliert, was zu einer Re-Traumatisierung geführt hätte.

Mit Berührung arbeiten

Ein achtsamer Körperdialog braucht sich keinesfalls nur auf der sprachlichen Ebene zu vollziehen. Unser Erleben bzw. die Symbolisierungen unseres Körperwissens zeigen sich ja nicht nur in Bildern oder Worten, sondern auch in Gesten und Bewegungen. Eine der wichtigsten Möglichkeiten, einen Dialog auf der körperlichen Ebene zu begleiten, ist die Berührung. Manchmal kann der Prozess nur weitergehen, wenn eine solche Berührung erfolgt. Als Begleitung spürt man das meist an dem eigenen Impuls, die fokussierende Person zu berühren. Dann sollte man das auch aussprechen und fragen, ob es für die betreffende Person stimmig wäre, die Berührung einmal auszuprobieren.

Vor einiger Zeit flog ich nach England, um den runden Geburtstag eines guten Freundes zu feiern. Kurz nachdem ich meinen Fensterplatz in dem kleinen Flieger eingenommen hatte, bemerkte ich, dass meine Sitznachbarin, eine junge Lateinamerikanerin, sich dauernd etwas aus den Augen zu wischen schien. Sie zog damit meine Aufmerksamkeit auf sich, und ich hörte durch das Maschinengeräusch hindurch, ein leises Schluchzen. »Ist alles okay?« fragte ich vorsichtig. Die Klimaanlage oder irgendetwas anderes dröhnte sehr laut, daher konnte ich nicht ihre ganze Antwort verstehen, aber das Wort »Flugangst« war deutlich vernehmbar. »Wäre es vielleicht gut, wenn ich Ihnen einfach die Hand halten würde?« fragte ich sie ganz spontan. Sie nickte und streckte ihre wunderschöne rechte Hand zu mir aus. Ich legte meine linke Hand darunter und so hoben wir langsam Händchen-haltend vom Rollfeld ab. Ich konnte deutlich wahrnehmen, wie sich meine Sitznachbarin beruhigte. Wir saßen noch etwa ein halbe Stunde Hand in Hand nebeneinander, und sie erzählte mir von ihrem anstrengenden Job als Fotomodell, der in London auf sie wartete. Sie sei 17 Jahre alt und arbeite seit drei Jahren neben der Schule regelmäßig auf den Laufstegen von Paris und London. Am Anfang habe ihre Mutter sie begleitet, nun müsse sie es allein schaffen. Ich konnte mir gut vorstellen, dass dies, neben allem Abenteuer und guter Bezahlung, auch eine ziemliche Überforderung für sie darstellte. Und dass nicht nur der Flug, sondern dass der ganze Job, ständig zusammen mit fremden Menschen, die an der eigenen Kleidung und im Gesicht herumhantieren, mit zu engen oder zu großen Schuhen, die man tragen muss, und stundenlangem Warten in anonymen Hotelzimmern großer Metropolen auch beängstigend für sie war. Eine Angst, die sich ihr möglicherweise als Flugangst präsentierte, fantasierte ich. Als wir anderthalb Stunden später auf Landeflug gingen, bot ich ihr erneut an, ihre Hand zu halten. Sie nahm es bereitwillig an. Sie müsse sonst immer beim Starten und Landen vor Angst weinen. Doch dieses Mal ging es ganz ohne Tränen. Nach einer entspannten Landung nahmen wir herzlich voneinander Abschied.

Ich bin keine Expertin für Flugangst, vermute aber, dass mein spontaner Impuls, dem jungen Mädchen meine Hand anzubieten, hilfreicher war als alles, was ich in dieser Situation hätte sagen können, um sie zu beruhigen. Bei Flugangst handelt es sich zwar nicht um ein somatisches Symptom – aber bei der Erforschung und Behandlung körperlicher Symptome mithilfe von Focusing ist es genauso. Manchmal hilft eine schlichte Berührung sehr viel mehr als irgendeine sprachliche Intervention.

Wenn wir von einer psychologischen oder medizinischen Behandlung sprechen, übersehen wir oft, dass das Wort Be-hand-lung etwas mit einer Hand zu tun hat. Benutzen wir unsere Hände in der Be- oder Selbstbehandlung körperlicher Symptome, kehren wir zu einer sehr ursprünglichen, Jahrtausende alten Form des Heilens zurück. SchamanInnen, aber auch westliche MedizinerInnen berühren ihre PatientInnen, zumindest während einer körperlichen Untersuchung.

Ganz entscheidend für die Wirkung unserer Berührung ist immer unsere Intention. Bei einem achtsamen Körperdialog nutzen wir unsere Hände nicht dazu, Empfindungen zu verändern, Energien zu schicken oder einen Schmerz weg zu massieren, sondern um die absichtslose, freundliche Aufmerksamkeit für das Symptom oder den Körper zu verstärken. Die Hände signalisieren: »Wir sind einfach nur da. Du, Symptom, darfst so sein, wie du bist.« Paradoxerweise trägt absichtslose Aufmerksamkeit, die nichts verändern möchte, das größte Veränderungspotential in sich. Wenn wir alles so lassen, wie es ist, dann ändert sich von allein etwas. Durch diese Art der Berührung helfen wir nämlich dem Organismus, den nächsten stimmigen Schritt selbst zu finden. Ein Focusing-Prozess des Berührens kann von Sprache begleitet werden oder auch ganz ohne sprachliche Begleitung geschehen.

Ich möchte Sie im Folgenden dazu einladen, eine ganz einfache Intervention zu machen.

ÜBUNG: ABSICHTSLOSES HANDAUFLEGEN

Berühren Sie sich selbst an einer Stelle im Körper, die weh tut oder krank ist. Noch besser wäre, sich von einer anderen Person berühren zu lassen, mit der es sich stimmig anfühlen könnte.

Seien Sie möglichst offen für das, was diese Berührung bewirkt.

Ganz wichtig bei dieser »Be- oder Selbstbehandlung« im ganz wörtlichen Sinne ist, dass die Hand nicht versucht, etwas zu verbessern oder zu verändern.

Die Hand sagt einfach nur: »Ich bin da. Ich spüre dich und ich lasse alles so, wie es jetzt gerade ist.«

Nehmen Sie wahr, was sich durch diese achtsame Berührung in Ihrem Erleben verändert.

Wenn es um Berührung im Heilungsprozess geht, ist es noch wichtiger als sonst, vorsichtig und behutsam vorzugehen. Eine Begleitung sollte niemals von sich aus die focussierende Person berühren, ohne vorher ihr Einverständnis einzuholen! Das wäre sonst eine Grenzverletzung und könnte von der betreffenden Person als Überfall empfunden werden. Auch wenn die meisten Menschen Berührungen sehr genießen, solange der Kontakt zur Begleitung stimmt, trifft das durchaus nicht auf alle zu! Es entsteht eine sehr viel intimere Verbindung zur Begleitung – und das ist nicht für alle Menschen angenehm.

Wenn man als Begleitung während eines Focusing-Prozesses den Impuls zu einer Berührung verspürt, sollte man dies aussprechen: »Ich habe gerade die Idee, meine Hand da … (die Stelle benennen) hinzulegen. Möchtest du, dass ich das einmal ausprobieren?« Es ist wichtig, dies als Experiment anzubieten. Ein Experiment darf auch schief gehen, und beide können zum Beispiel feststellen, dass es ohne Berührung doch besser weitergeht.

Wenn die Person zustimmt, kann man vorsichtig die Berührung, dem Impuls entsprechend, durchführen. Dann fragt man wieder nach: »Ist es okay so, liegt die Hand genau richtig? Wie sollte der Druck sein?« Auch als Empfangende/r darf und sollte man sehr genau sein, denn nur wenn die Berührung von der Platzierung und vom Druck her exakt passt, kann Heilung geschehen. Der Körper weiß genau, wie sich eine Berührung heilsam anfühlt und wie der Druck der Hand sein sollte.

Achten Sie unbedingt auch darauf, ob die Berührung die Beziehung zueinander verändert, und thematisieren Sie dies gegebenenfalls. Ich selbst biete zum Beispiel KlientInnen, die in einer längerfristigen Therapie bei mir sind, nur sehr selten Berührung an, da ich eventuell auftretende Beziehungswünsche, zum Beispiel unerfüllte Erwartungen an die eigenen Eltern, die auf mich übertragen werden, vermeiden möchte.

Berührung bei nächtlichem Herzrasen

Regina ist 43 Jahre alt, von Beruf Erzieherin und lernt das Focusing im Rahmen der Basisausbildung bei mir. Seit einiger Zeit leidet sie unter nächtlichem Herzrasen. Sie ist ziemlich verzweifelt, da der Schlafmangel mittlerweile an ihr zehrt und die nächtlichen Attacken mit starken Ängsten einher gehen, denen sie sich hilflos ausgeliefert fühlt. Während des Focusing Prozesses dazu legt sie spontan eine Hand auf ihr Herz und berührt sich dort. Ihre Begleitung macht sie zunächst lediglich darauf aufmerksam. »Ja, das tut gut«, antwortet sie. »Die Hand bietet ein wenig Schutz. Sie berührt auch das Herz, und das rührt mich jetzt.« Einem inneren Impuls folgend bietet die Begleiterin an, ebenfalls ihre Hand auf Reginas Herz zu legen. »Wir können es ja mal probieren«, antwortete Regina zögerlich. Die Berührung löst sofort tiefe Gefühle aus, Regina weint bitterlich. »Jetzt erinnere ich mich an etwas: Als ich klein war, wurde ich ohne viel Aufhebens ins Bett gelegt, kein Kuss und keine Gute-Nacht Geschichte. Ich lag dort ganz allein und hatte Angst. Später kamen die älteren Geschwister ins Schlafzimmer, aber ich war trotzdem allein und hatte Angst.«

»Du warst allein und hattest Angst. Was hätte dir damals gut getan?«, fragt die Begleiterin.

»Einfach jemand, der da gewesen wäre. So wie die Hand von dir jetzt auf meinem Herzen liegt. Jemand, der mich ins Bett gebracht und bei mir gewesen wäre und mir ein Gute-Nacht-Lied gesungen hätte.« »Und möchtest du dir einmal vorstellen, die kleine Regina hätte so jemanden gehabt, der sie jeden Abend ins Bett gebracht hätte und bei ihr gewesen wäre?« »Ja, gerne. Da entspannt sich ganz viel. Das Herz wird weich.« In der darauffolgenden Nacht kann Regina das erste Mal wieder durchschlafen. Das Herzrasen ist bis heute nicht wieder aufgetreten.

Die Bedeutung, die eine absichtslose Berührung hat, kann immer nur von der betreffenden Person selbst gefunden werden. In Reginas Beispiel ist es jemand, der anwesend gewesen wäre, als sie als Kind ins Bett ging. Erst als die Hand der Begleiterin spürbar ist, taucht dieses Bild vor ihrem inneren Auge auf. Vorher war ihr dieser Zusammenhang zwischen dem Herzrasen und der kindlichen Angst überhaupt nicht bewusst. Je nach Person und Situation kann eine von innen gefühlte Berührung Schutz, Halt, Geborgenheit, Wärme oder Unterstützung bedeuten.

Körperliche Berührung erlaubt es, dass der Heilungsprozess auf einer tiefen, noch intimeren Ebene geschehen kann. Es passiert etwas, das allein durch Sprache nicht initialisiert werden kann. Berührung fördert das Gefühl von Ganzheit und frühester Geborgenheit. Sie unterbricht die Stressachse und löst Entspannung aus.

Sibylle leidet unter einer starken Verspannung der Nackenmuskulatur. Manchmal lege sie dort selbst »Hand an«, sagt sie. Als die Begleiterin ihre Hand sanft an den Nacken legt, spürt Sibylle, dass es sich bei ihrer Verspannung um eine Anstrengung handelt, die aus ihrer Kindheit rührt. »Ich hatte wenig äußeren Halt und habe mich immer selbst gehalten. Jetzt kann ich mich fallen lassen. Ich spüre ein Strömen, das durch den ganzen Körper geht«.

Als Seminarleiterin habe ich immer wieder beobachtet, wie in einer Gruppe eine völlig neue Ebene von Offenheit, Verbindung und Vertrautheit entsteht, sobald im Rahmen einer Übung Berührungen geschehen. Ganz offensichtlich erreicht man mit Berührung tiefere Schichten des Gehirns.

Die Signale werden zum sensorischen Kortex geleitet und nehmen Einfluss auf unsere Gefühle. Unter anderem wird dabei auch Oxytocin ausgeschüttet, das sogenannte Kuschel- oder Bindungshormon, das Vertrauen auf- und Ängste abbaut, indem es auf die neuronalen Schaltkreise im Mandelkern (Kerngebiet im Gehirn, das für die emotionale Bewertung von Situationen zuständig ist) einwirkt.

Oxytocin lindert auch Schmerzen und Entzündungen, verbessert die Verdauung und die Funktion des Immunsystems. Offenbar reicht bereits eine zehn Sekunden dauernde Umarmung pro Tag aus, um den Oxytocin-Level so zu erhöhen, dass Blutdruck und Cortisolspiegel gesenkt werden und man weniger anfällig gegenüber Erkältungen ist (Turner 2015).

Mittlerweile gehört auch in manchen Krankenhäusern, wie zum Beispiel dem Berliner St. Joseph-Krankenhaus, das Handauflegen zum medizinischen Angebot der Pflegekräfte. Patienten, die dort mit Hightech-Medizin behandelt werden, können das Handauflegen vom Pflegepersonal anfragen. Die Erfahrung zeigt, dass dies nicht nur zu einer besseren Entspannung, sondern auch zur schnelleren Wundheilung und Schmerzverminderung beiträgt.

Durch die Corona-Pandemie ist unser Berührungsverhalten extrem zurückgegangen, und es ist davon auszugehen, dass dies nicht gerade förderlich für unsere Gesundheit ist. Ein möglicher Ausweg könnten Haustiere sein, denn selbst das Streicheln von Hunden führt zur Endorphin Ausschüttung und baut Stress ab (Wagner, 2019).

BE- ODER SELBSTBEHANDLUNG IM WÖRTLICHEN SINNE: FOCUSING MIT BERÜHRUNG

Hilfreich ist es, wenn jemand Sie bei dieser Übung begleitet, der bzw. die Sie mit der Hand berührt. Es ist auch möglich, die Übung ganz allein durchzuführen.

Schildern Sie Ihr Symptom zunächst der Person, die Sie begleitet. Wenn Sie allein sind, können Sie sich Notizen dazu machen.

Wenn Sie eine Begleitung haben, hört die Begleitung zu und lässt sich das Symptom genau schildern. Sie kann zum Beispiel fragen: »Wie sind die Empfindungen dort? Welche Bilder tauchen auf, wenn Sie das Symptom spüren? Welche Gefühle gehen damit einher? Gibt es Gedanken oder eine Überschrift, die zu dem Empfinden an der Stelle passen?«

Die Begleitung hört zu, fühlt mit und signalisiert, dass sie das Gesagte verstanden hat, entweder durch Laute oder durch Zurücksagen der wichtigen Worte. Ohne Begleitung ist es hilfreich, sich Notizen zu machen.

Dann lädt die Begleitung ein: »Möchten Sie ausprobieren, wie es ist, wenn ich dort meine Hand hinlege?«

Spüren Sie genau nach, ob Sie das wirklich möchten.

Es kann auch sein, dass die Hand Ihrer Begleitung Sie nicht direkt berühren, sondern über der betreffende Stelle schweben soll. Oder Sie möchten sich lieber selbst berühren.

Ihr Körper weiß genau, ob und welche Berührung Ihnen guttut. Geben Sie Ihrer Begleitung Hinweise darüber, wie die Hand wirklich richtig liegt. Wo genau soll die Hand sein? Wie intensiv sollte der Druck sein?

Es ist wichtig, dass auch die Begleitung bei diesem Prozess bequem sitzt. Alle Arten von Anspannung übertragen sich sonst auf die focussierende Person.

Sobald die Berührung passt, versuchen Sie die Empfindungen und Gefühle an dieser Stelle mit Worten zu beschreiben. Was verändert sich, wenn die Hand Ihrer Begleitung oder Ihre eigene hinzukommt? Sie können, um den Unterschied mit oder ohne Hand deutlich wahrzunehmen, die Hand wieder wegnehmen und erneut hinlegen lassen.

Vielleicht gibt es noch eine weitere Stelle im Körper, die nach Berührung verlangt?

Schildern Sie wiederum kurz Ihre Empfindungen an dieser Stelle.

Die Begleitung legt dort vorsichtig die Hand hin, sobald sie ein Zeichen dazu erhält. Wie fühlt es sich jetzt da an? Beschreiben Sie Ihre Empfindungen so genau wie möglich. Welche Worte, Bilder, Gefühle oder Gedanken gehen damit einher?

Gibt es eine Verbindung zwischen den beiden Stellen? Lassen Sie sich Zeit, um das zu spüren.

Was braucht es, um den Prozess nun langsam zu beenden?

Wenn Sie so weit sind, kann die Begleitung die Hände langsam lösen.

Spüren Sie jetzt noch einmal zu den Stellen hin, und formulieren Sie, was Sie für sich herausgefunden haben. Was war jetzt wichtig oder neu für Sie?

Um den Prozess abzuschließen, fragen Sie sich: „Was braucht es, damit mir diese neue Erfahrung oder Erkenntnis nicht verlorengeht?

Hier noch einmal Lydia, meine Kursteilnehmerin, die seit 30 Jahren unter chronischem Schnupfen leidet:

»Bei der Übung bat ich meine Focusing-Partnerin, die Handinnenfläche ihrer linken Hand in Höhe meines Nasenbeins zu halten, also dort, wo meine Beschwerden sitzen, ohne mich jedoch zu berühren. Ich fühlte zunächst die Wärme ihrer Hand, die mir guttat. Dann kam der Impuls in mir auf, die Hand auf die Stirn wandern zu lassen, wobei sie diesmal die Stirn wirklich berühren sollte. Sofort empfand ich eine innere Gewissheit, dass dies genau die passende und richtige Berührung für mich ist. Nach einer Weile folgte ein weiterer Impuls: Meine Begleiterin sollte beide Hände so halten, dass ich mit meiner Stirn auf ihren Handballen liegen und den ganzen Kopf ablegen konnte. Ich spürte plötzlich eine enorme Müdigkeit und gleichzeitig tiefe Entlastung, das Gewicht endlich abgeben zu können. Dieses Getragen-Sein hätte ich stundenlang haben können. Es war ein wahrer Genuss! Überraschend war für mich bei dieser Übung der Verlauf. Am Anfang wusste ich nicht, wie sehr ich mich nach Entlastung und Gehalten-Sein sehnte. Auch eine Berührung wollte ich zunächst gar nicht zulassen, aber am Ende war da ein ganz ›sattes‹, wohliges Gefühl in der Bauchgegend, die mit der Erfahrung des Gehalten-Seins einher ging.«

Eine Verbindung zwischen dem Guten Ort und dem Symptom Herstellen

Neben der oben beschriebenen Form des Handauflegens hat es sich als außerordentlich heilsam erwiesen, zunächst eine Hand auf den Guten Ort zu legen und dann die zweite Hand auf den Ort des Symptoms.

ÜBUNG: EINE VERBINDUNG ZWISCHEN DEM GUTEN ORT UND DEM SYMPTOM HERSTELLEN

Am einfachsten ist es, wenn Sie diese Übung mithilfe einer Begleitung durchführen. Es ist zwar auch möglich, sie allein zu machen, aber in der Regel ist es rein technisch etwas schwieriger, und die Wirkung geht meist nicht so tief wie mithilfe einer Begleitung. Voraussetzung ist in beiden Fällen, dass der angenehme Ort und die schwierige Stelle nicht zu weit voneinander entfernt liegen, sodass sie von beiden Händen erreicht werden können.

Suchen Sie zunächst eine angenehme Stelle im Körper auf, und verweilen Sie dort für einen Moment mit Ihrer Aufmerksamkeit. Benennen Sie die angenehmen Empfindungen. Wenn es für Sie stimmt, legen Sie selbst oder lassen Sie Begleitung eine Hand auf diesen »Guten Ort« legen. Die Berührung sollte genauso sein, wie es für Sie stimmt. Lassen Sie sich Zeit, herauszufinden, wie die Auflagefläche und der Druck der Hand sein sollen, damit Sie sich richtig wohl damit fühlen.

Fahren Sie nun mit dem Prozess wie oben beschrieben fort: Lenken Sie Ihre Aufmerksamkeit auf das Symptom. Fühlen Sie es von innen, und finden Sie Worte, die es beschreiben.

Legen Sie dann die zweite Hand auf das Symptom, oder lassen Sie Ihre Begleitung die zweite Hand dorthin legen.

Lassen Sie sich auch hier Zeit, Lage und Druck der Hand so lange auszuprobieren, bis sie sich wirklich stimmig anführen. Erst dann entsteht ein heilsamer Effekt.

Beschreiben Sie jetzt mit ein paar Worten, was passiert, wenn auch die zweite Hand auf der schwierigen oder kranken Stelle liegt.

Werden Sie jetzt still. Spüren Sie beide Hände: Eine Hand auf dem Guten Ort und eine Hand auf der kranken oder verletzten Stelle. Stellen Sie sich vor, die Arme stellten eine Verbindung zwischen diesen Orten her.

Falls es eine Begleitung gibt, versucht diese, sich innerlich zu entspannen und freundliche Aufmerksamkeit an beide Stellen zu schicken, ohne etwas verändern zu wollen. »Ihr dürft beide da sein. Ich stelle eine Verbindung zwischen euch her – sonst tue ich nichts«, könnte die innere Anweisung lauten, die eine Begleitung sich selbst gibt.

Achten Sie nun darauf, was sich in Ihrem Empfinden verändert, wenn eine Verbindung zwischen dem Guten Ort und der kranken Stelle spürbar ist und alles genau so sein darf, wie es jetzt gerade ist.

Es ist wichtig, dass Sie während dieser Übung viel Zeit haben, um in Ruhe und ohne Worte zu spüren.

Durch diese Übung wird der Gute Ort noch deutlicher spürbar, und die schwierige Stelle im Körper wird als weniger belastend und unangenehm empfunden. Durch die Verbindung beider Stellen entsteht auch häufig ein Gefühl von Freiraum, Weite und Entspannung.

Gelenkreizung in der Schulter

Regula kommt mit stechenden Schulterschmerzen in die Therapiesitzung. Sie liege schon seit 4 Uhr morgens wach, so stark sind die Schmerzen. Vermutlich handele es sich um eine Gelenkentzündung. Sie fühle sich jetzt völlig erschöpft und auch ein wenig niedergeschlagen.

Auf die Frage nach dem Guten Ort deutet sie auf ihren Bauch: »Da fühle ich mich lebendig, voll, richtig kraftvoll. Ich sehe mich auf einer Langlauf-Loipe, voller Schwung!«

Ich biete Regula an, meine Hand auf den Guten Ort zu legen und frage sie, was sich dadurch verändert. Sie nickt, und ich lege meine linke Hand auf ihren Bauch.

Regula: »Dann wird es noch kraftvoller, und das gute Gefühl verstärkt sich.«

Dann beschreibt sie die schmerzende Stelle in der Schulter: »Ein Ziehen, so ein reißender Schmerz, kraftlos und dumpf. Gefühle von Traurigkeit, und Ärger fühle ich dort auch. Und dann ist da noch die Angst, mich zu bewegen.«

Ich biete ihr an, meine rechte Hand auf die schmerzende Schulter zu legen. Nachdem sie zugestimmt hat, gibt sie noch genauere Anweisungen, wo die Hand liegen und wie stark der Druck sein soll.

Regula: »Das tut gut. Der Schmerz ist jetzt weniger dominant. Ich fühle mich von der Hand geschützt und gehalten.«

Ich: »Die Hand würde vielleicht sagen: ›Ich schütze dich und gebe dir Halt.‹«

Eine Hand von mir liegt jetzt auf Regulas Bauch, die andere auf ihrer Schulter.

»Du kannst dir vorstellen, meine Hände und Arme stellen eine Verbindung zwischen beiden Orten her. Fühl einfach nur, was von alleine passiert, wenn du diese Verbindung wahrnimmst, steuere nichts aktiv dazu bei.«

Regula atmet auf. »Ich habe das Gefühl, etwas fließt aus der Schulter ab. Es wird ruhig. Nicht nur im Schultergelenk, sondern im ganzen Körper.« Sie bleibt noch einige Minuten ganz still liegen, und ich kann wahrnehmen, wie sich die Entspannung in ihrem Körper immer weiter ausbreitet.

KAPITEL 9

Focusing mit verschiedenen Aspekten des Krankheitsgeschehens

Eine Krankheit ist stets ein komplexes Geschehen, bei dem viele Faktoren eine Rolle spielen. Widmen wir unsere Aufmerksamkeit lediglich der Symptomatik und vernachlässigen dabei die anderen »Mitspieler«, kann dadurch unser Heilungsprozess maßgeblich blockiert werden. Wichtige Mitwirkende im Krankheitsgeschehen – und ebenso auf dem Genesungsweg – sind neben dem Symptom selbst:

- unsere Gefühle zu der Erkrankung,
- unsere Gedanken und Überzeugungen dazu,
- die meist unbewussten Bedürfnisse, die möglicherweise durch die Krankheit befriedigt werden (der sekundäre Krankheitsgewinn),
- unser Verhalten wie zum Beispiel Bewegung, Stressreduktion, Ernährung,
- unsere Therapieentscheidungen,
- unsere sozialen Beziehungen.

In diesem Kapitel möchte ich erläutern, wie Sie mithilfe der achtsamen Körperdialoge diese Faktoren für Ihre Genesung aktivieren können.

Mit Gefühlen heilsam umgehen

Fast jede Symptomatik löst bestimmte Gefühle in uns aus. Das Spektrum kann dabei groß sein und sich zwischen Ärger, Wut, Enttäuschung, Angst, Hilflosigkeit, Hoffnungslosigkeit, Minderwertigkeit, Ungeduld, Schuld oder Scham, aber auch Erleichterung, Vertrauen und Zuversicht abspielen. Nicht selten belasten uns die Emotionen, die durch eine Krankheit ausgelöst werden, mehr als das akute körperliche Empfinden des Symptoms.

Bei einer chronischen Erkrankung durchläuft man meistens verschiedene emotionale Phasen, angefangen von der Vorahnung bis zum Schock über die Diagnose über möglicherweise Lähmung, Erstarrung und innerem Hadern bis hin zu Wut und Trauer, und erst am Ende steht möglicherweise die Akzeptanz. Jeder/jede durchläuft diesen Prozess anders und diese Gefühle können auch wild durcheinander purzeln oder ganz andere sein als die, die ich hier genannt habe. Wichtig ist nur zu wissen, dass alle diese Gefühle uns helfen möchten, mit der neuen Realität klar zu kommen. Sie sind sinnvoll, auch wenn uns das vielleicht nicht sofort einleuchtet.

Nach meiner Beobachtung versuchen viele Menschen, ihre emotionalen Reaktionen möglichst klein zu halten. KrebspatientInnen haben zum Beispiel häufig Angst vor der eigenen Angst. Sie sind der Meinung, sie würden den Körper zusätzlich schwächen, wenn sie diese zulassen. Außerdem werden sie nicht selten von Angehörigen oder ÄrztInnen dazu ermuntert oder sogar bedrängt, »positiv« zu denken. Ein Anspruch, der viele Betroffene zu Recht zur Verzweiflung bringt. Es ist schlicht nicht alles positiv, wenn man eine schwere Erkrankung hat! Dennoch versucht man tapfer, Angst oder Wut zu unterdrücken, mit dem Ergebnis, dass die innere Spannung noch weiter verstärkt wird.

Hier gilt es ein Missverständnis aufzuklären. Gefühle beeinflussen tatsächlich unseren Körper und unser Immunsystem. Freudvolle Emotionen stärken, während Wut oder Angst schwächen. Dies tun sie allerdings in gesundheitsgefährdender Weise nur, wenn sie lange anhaltend vorhanden sind. Gefühle wie Wut, Angst oder Trauer gehören in der Regel zum Krankheitsgeschehen dazu, und sie enthalten wichtige Informationen oder Wegweiser für uns. Lassen wir sie zu, ohne dabei unseren Freiraum zu verlieren und ohne völlig von ihnen besetzt zu werden, sind sie ausgesprochen flüchtig. Einmal wirklich gefühlt, kann aus tiefer Hoffnungslosigkeit Zuversicht entstehen, aus Angst können Akzeptanz und Vertrauen entspringen. Unterdrücken wir aber diese Gefühle, dann bleiben sie paradoxerweise umso hartnäckiger in uns. Sie haben dann quasi keine andere Wahl als in den Untergrund – sprich: den Körper – abzuwandern und sich dort in Form von Spannungen oder sogar Symptomen auszudrücken. Kämpfen wir gegen schwierige Gefühle an, dann beansprucht das vor allen Dingen den rechten präfrontalen Kortex, also die Region im Gehirn, die aktiviert ist, wenn wir unglücklich sind (Rüegg 2010). Die Paradoxie des heilsamen Umgangs mit Gefühlen besteht darin: Je mehr Raum wir ihnen geben – ohne dabei die *Innere Beobachterin* zu verlieren –, desto schneller verflüchtigen sie sich wieder.

Die folgende Übung möchte Ihnen helfen, Ihre Gefühle bezüglich Ihrer Symptomatik zu erforschen, ohne dass Ihnen dabei der Freiraum verlorengeht. Es kann hilfreich sein, sie hin und wieder durchzuführen, am besten gerade dann, wenn Sie von einem schwierigen Gefühl bedrängt werden.

ÜBUNG: FOCUSING ÜBER DIE GEFÜHLE, DIE MIT DER SYMPTOMATIK EINHERGEHEN

Setzen Sie sich bequem hin. Lassen Sie den Atem so strömen, wie er von allein in den Körper ein- und wieder ausfließt. Nehmen Sie ihn lediglich wahr.

Suchen Sie mit Ihrer Aufmerksamkeit zunächst eine Stelle im Körper, an der Sie sich wohl fühlen.

Verweilen Sie dort, und beschreiben Sie die Empfindungen an diesem Ort.

Wie ist die Stimmung an diesem Ort? Taucht vielleicht ein Bild auf, das zu den angenehmen Empfindungen passt? Was ist das Beste an diesem guten Gefühl?

Der Gute Ort ist eine Art Heimathafen für Ihr Aufmerksamkeits-Schiffchen. Dorthin können Sie jederzeit zurückkehren, wenn Sie in Gefahr sind, von einem Gefühl übermannt zu werden.

Fragen Sie sich jetzt, wenn Sie mögen: »Welche Gefühle spüre ich in erster Linie in Zusammenhang mit meiner Symptomatik?« Benennen Sie diese, und lassen Sie sie einzeln vor sich Platz nehmen. Sie können jedes Gefühl auch als Kissen oder als einen anderen Gegenstand symbolisieren und irgendwo im Raum platzieren, wo es Ihnen stimmig erscheint.

Möchten Sie nun eines dieser Gefühle herausgreifen und näher anschauen?

Können Sie das Gefühl benennen und begrüßen, sodass es für einen Moment in ihrem Körper anwesend sein darf?

Achten Sie bei der Erforschung des Gefühls immer auf Freiraum. Kehren Sie zur angenehmen Stelle zurück, wenn der Freiraum verloren gegangen sein sollte.

Was passiert im Körper, wenn Sie an das Gefühl denken, das Sie untersuchen möchten?

Lassen Sie sich Zeit, und beschreiben Sie die Spannungsmuster des Gefühls so genau wie möglich.

Was ist das X-ige (Traurige, Beängstigende, Ärgerliche…) an der ganzen Sache?

Was würde das Gefühl sagen, wenn es sprechen könnte?

Was braucht das Gefühl von Ihnen? Nachdem Sie dem Gefühl zugehört und erfahren haben, was es braucht, können Sie sich fragen, was sie ihm antworten möchten.

Nehmen Sie Ihre Präsenz und Herzenswärme wahr, wenn Sie mit diesem Gefühl kommunizieren. Während Sie dem Gefühl geben, was es braucht oder ihm antworten, nehmen Sie wahr, wie sich das in Ihrem Körper anfühlt. Zum Schluss möchte ich Sie einladen, alles loszulassen und in Ihrer Präsenz und Herzenswärme zu verweilen, solange Sie mögen. Beenden Sie die Übung in einer für Sie guten Weise.

Ärger über den Hexenschuss

Silke ist Landschaftsgärtnerin. Seit anderthalb Jahren leidet sie immer wieder unter Hexenschuss. Sie kommt mit einer akuten Symptomatik in die Sitzung zu mir und ist sehr aufgebracht, dass es sie schon wieder erwischt hat. Sie möchte in dieser Sitzung ihre Gefühle über die immer wieder auftretende Symptomatik einmal näher anschauen.

Sie findet zunächst ein angenehmes Gefühl im Bauch. Der fühlt sich an wie ein flacher Kupferkessel. An der Stelle hat sie das Gefühl, in sich zu ruhen.

Ich schlage ihr vor, von dem angenehmen Gefühl des Kupferkessels aus sich einmal jene Gefühle zu vergegenwärtigen, die mit ihren Hexenschüssen einhergehen.

S.: »Ich habe dann meistens Angst, die Sache nicht zu schaffen. Außerdem ärgere ich mich über mich selbst, weil ich Dinge getan habe, die ich nicht hätte tun sollen. Und dann macht es mich außerdem noch traurig.«

Silke möchte sich den Ärger einmal näher anschauen.

Ich: »Wenn Sie an diesen Ärger über ihren Hexenschuss denken, was passiert in ihrem Körper?«

S.: »Der holt mich sofort aus meiner Mitte heraus. Ich werde unruhig … der Brustkorb zieht sich zusammen, ich fühle mich wie gefangen. Der Ärger engt mich irgendwie ein. Das Atmen wird schwierig, ich atme nur noch in die Brust.«
Ich: »Unruhig, wie gefangen und irgendwie eingeengt. Mögen Sie in Richtung dieser Empfindungen einmal fragen: Was genau ist eigentlich das Ärgerliche, Beunruhigende und Beengende an der ganzen Sache?«

S.: »Dass ich mir das selbst einbrocke! Ich bin ja selbst verantwortlich für diese Symptome. Jetzt, wo ich das sage, geht es auseinander und wird weiter in der Brust.«

Ich: »Es ist ärgerlich, dass Sie sich das selbst einbrocken. Möchten Sie den Ärger auch fragen, welche Veränderungen er sich möglicherweise von Ihnen wünscht?«

S.: »Er möchte, dass ich bewusst auf die Schwäche im Rücken achtgebe (atmet auf, eine Pause entsteht.) Damit kann ich gut leben. Jetzt zieht sich das enge Gefühl in der Brust so allmählich zurück.«

Ich lade Silke ein, zum Schluss noch einmal den Guten Ort aufzusuchen und sich von dort aus dem Thema zu widmen. Sie geht mit der Aufmerksamkeit zu dem Kupferkessel-Gefühl des In-sich-Ruhens im Bauch.

S.: »Jetzt ist der Ärger verschwunden, und die Brust fühlt sich wieder ganz normal an. Wichtig war für mich jetzt, dass ich die Zusammenhänge erkannt habe und die Verantwortung selbst übernehme. Das ist ein sehr gutes Gefühl. Der Ärger hat dazu beigetragen, dass ich das Ruder wieder selbst in die Hand nehme. Das fühlt sich jetzt wirklich sehr gut an!«

Wie Sie an diesem Beispiel gut sehen können, lohnt es sich, unseren Gefühlen über eine Erkrankung Raum zu geben und ihnen zuzuhören, um sie damit auch zu verwandeln. Es macht einen himmelweiten Unterschied aus, ob wir über unsere Erkrankung nachdenken oder ob wir sie auch einmal »durchfühlen«.

Gefühle beeinflussen das psychosomatische Netzwerk unmittelbar und steuern die Botenstoffe unseres Gehirns mehr als alles andere (Faulstich 2010). Versuchen wir, die schwierigen Gefühlen über eine Erkrankung zu ignorieren oder zu verdrängen, bleiben sie paradoxerweise bei uns. Sind wir aber bereit, die schwierigen Gefühle zuzulassen fließen sie durch uns hindurch und verwandeln sich häufig in freudvolle Emotionen. Kelly Turner (Turner 2015) schlägt dazu vor, sich als Ziel einen Wasserfall vorzustellen. Die Gefühle dürfen aufwallen und sich wie bei einem Wasserfall durch uns hindurch und wieder hinaus bewegen.

Gedanken und Überzeugungen überprüfen

Neben den Gefühlen haben auch unsere Gedanken und Überzeugungen in Bezug auf die Erkrankung, einen großen Einfluss auf unser Befinden und unseren Genesungsprozess. Selten spüren wir nur die reine körperliche Empfindung, meistens gesellen sich – scheinbar ohne unser Dazutun – gleich noch bestimmte Interpretationen mit hinzu. »Dieser Schmerz wird wohl niemals aufhören!« oder: »Warum passiert ausgerechnet mir das?« »Ich bin hilflos und kann nichts dagegen tun,« »Ich bin selbst schuld an der Erkrankung«, »Der Arzt hat Schuld.« »Es ist einfach ungerecht, dass mir das passiert.« »Es ist wie eine Strafe.« »Die Krankheit ist für mich eine Möglichkeit zu lernen und mein Mitgefühl zu schulen«. Dies sind nur einige mögliche Gedanken, die man haben kann, wenn man krank wird. Sie erzeugen wiederum Gefühle, die mehr oder minder belastend sein können. Der Gedanken- und Gefühlsprozess ist aufs engste miteinander verwoben und hat wiederum enorme Auswirkungen auf unser körperliches Erleben und letztendlich auf unsere Gesundheit. Häufig leiden wir sogar mehr unter den Bedeutungen, die wir unseren Beschwerden geben, als unter dem reinen Schmerzempfinden. Für unsere Heilung ist es also sehr lohnenswert, dass wir unseren Überzeugungen Aufmerksamkeit widmen und sie auf den Prüfstand stellen.

Dabei gibt es keine richtigen oder falschen Gedanken. Ob eine Krankheitsüberzeugung heilsam oder unheilsam ist, können immer nur wir selbst herausfinden. Das Kriterium dabei ist: Wie fühlt sich dieser Gedanke in meinem Körper an? Erweitert er mein Lebensgefühl oder belastet er mich?

Die Gedanken, die sich zu einem bestimmten körperlichen Unwohlsein dazugesellen, betreffen in der Regel:

- Die Bedeutung: z. B. »Das sind die Krebszellen, die weiter wachsen.«
- Die Verweildauer: z. B. »Das hört wohl nie mehr auf, vielleicht werde ich daran sterben.«
- Die Kontroll- oder Schuldfrage: z. B. »Ich kann nichts dagegen tun« oder »Der Arzt hat Schuld.«
- Und die Sinnfrage: z. B. »Warum passiert gerade mir das?«

Beginnen wir mit der letzten Frage:

Warum gerade ich?

Besonders bei schwerwiegenden Diagnosen haben die meisten Menschen den Wunsch, eine Ursache, einen Sinn oder eine Bedeutung für die schmerzliche Situation zu finden, in die sie geraten sind. Die Warum-Frage liegt auf der Hand und wird von den meisten Betroffenen früher oder später gestellt. Sie kann zur quälenden Grübelei werden, denn es handelt sich aus meiner Sicht häufig um eine Sackgassen-Frage. Erstens gehen wohl die meisten Krankheiten aus verschiedenen Ursachen hervor, sie sind multikausal. Neben genetischen Faktoren spielen Umwelteinflüsse, Stress, Ernährung oder psychosoziale Belastungen eine Rolle. Es dürfte unmöglich sein, die einzelnen Faktoren genauestens aufzuschlüsseln und zu gewichten. Zweitens führt die Warum-Frage in die Vergangenheit und forscht dort nach Ursachen, die man nicht mehr beeinflussen kann. Das Warum ist aber auch keine Focusing-Frage, weil sie uns ins Denken bringt statt ins Fühlen. Ich schlage deshalb vor, die Warum–Frage, sobald sie auftaucht, durch ein »Wozu« zu ersetzen.

Wenn wir fragen: »Wozu bin ich krank geworden?«, können die Antworten hilfreicher ausfallen. Diese Frage führt uns in die Zukunft, sie zielt eher auf den Sinn und Zweck statt auf die Ursachen ab. In der Antwort steckt oft die Möglichkeit, etwas in unserem Leben zum Positiven zu verändern, zum Beispiel »Vielleicht bin ich deshalb krank geworden, weil mein Körper und meine Seele eine Veränderung meiner Arbeitsbedingungen wünschen. Die momentanen Belastungen sind einfach zu groß, und es wird höchste Zeit, nach Alternativen Ausschau zu halten.« Statt also nach der Ursache zu forschen, fragen wir nach dem Ziel oder auch Sinn einer Erkrankung.

Nicht selten steckt allerdings hinter dem »Warum?« auch eine gehörige Portion Wut auf die Ungerechtigkeit des Schicksals oder auf einen Gott, der es zulässt, dass man so sehr leiden muss, während andere Menschen putzmunter und kerngesund durchs Leben zu gehen scheinen. In diesem Fall ist es wichtig, sich die eigene Wut hinter der Warum-Frage bewusst zu machen und ihr genügend Raum zu geben. Auch wenn es für den logischen Verstand keinen Sinn macht, kann es gut tun, einmal bewusst die Faust gen Himmel zu recken. Es ist doch mehr als verständlich, dass eine schwere Diagnose, die so vieles im Leben ins Wanken bringt und schmerzhaft ist, zunächst einmal auch wütend macht! Sich das zuzugestehen kann ein wichtiger Schritt in der Krankheitsverarbeitung sein.

Kontrolle oder Schicksal?

Neben der Sinnfrage beschäftigt die meisten Menschen auch die Frage nach der Beeinflussbarkeit bzw. der Verantwortung für die Erkrankung. Im modernen Zeitgeist haben Gesundheit und Wellness einen hohen Stellenwert. Man informiert uns immer mehr, wie sehr unser Lebensstil, unsere Gedanken und Gefühle auch auf unseren Körper wirken. Leitartikel vieler Zeitschriften geben uns zahlreiche Tipps, wie wir unseren Stress und unser Gewicht reduzieren können, um gesund zu bleiben. In gewissen Kreisen ist mittlerweile eine Art allmächtiger Kontrollvorstellung weit verbreitet, nach dem Motto: »Wenn ich nur alles richtig mache, wenn ich mich jeden Tag bewege, gesund ernähre, täglich meditiere, positiv denke und auch noch guten Sex habe, dürfte ich eigentlich nicht krank werden.« Die Kehrseite dieser Vorstellung – die uns ja ein angenehmes Gefühl von Kontrolle gibt und dazu anleitet, selbst Verantwortung für unsere Gesundheit zu übernehmen – sind Gefühle von Scham, Schuld und Versagen, wenn wir trotzdem eine schwer wiegende Diagnose erhalten.

Als ich Mitte zwanzig war, besuchte ich einen längeren Meditationskurs bei der ehrwürdigen Nonne und Lehrerin Ayya Khema. Neben vielen stillen Meditationen und strengem Schweigen wurden wir dazu angehalten, täglich zusammen in der Gruppe eine Zeit lang folgende Sätze zu rezitieren:

»Ich kann der Vergänglichkeit nicht entgehen.«
»Ich kann der Krankheit nicht entgehen.«
»Ich kann dem Tod nicht entgehen.«

Wir wiederholten diese Sätze mantraartig und monton in rhythmischen Abständen. Ich fühlte mich damals quicklebendig und erfreute mich strahlender Gesundheit, daher kamen mir diese Rezitationen doch ziemlich düster und ein wenig morbide vor. Mittlerweile sind Jahrzehnte vergangen, und zum Glück bin ich immer noch ziemlich gesund, aber hin und wieder plagen auch mich Zipperlein wie zum Beispiel Rückenbeschwerden. Fast unwillkürlich gesellt sich dann der Satz aus dem damaligen Retreat: »Ich kann der Vergänglichkeit nicht entgehen,« zu meinen Schmerzen. Er hilft mir sofort, meine Symptomatik zu akzeptieren und sie nicht als Fehler im Gewebe zu sehen. Dies bedeutet nicht, dass ich nichts dagegen unternehme. Ich bemühe mich, die Dinge zu tun, die aus meiner Sicht der Gesundheit förderlich sind, aber ich akzeptiere gleichzeitig, wenn das nicht unmittelbar zum Erfolg führt.

Ich persönlich plädiere für einen Mittelweg zwischen omnipotenten Kontrollvorstellungen von Gesundheit einerseits und einem fatalistischen, die Verantwortung auf das Schicksal oder die Ärzte abwälzt anderseits. Sicherlich haben wir großen Einfluss auf unsere Gesundheit, und sollten diesen unbedingt auch geltend machen, aber wir können unseren Körper letztlich nicht vollständig unter Kontrolle bringen. Er unterliegt wie alle Dinge, den Gesetzen der Vergänglichkeit.

Wie wirkt meine Überzeugung auf die Symptomatik?

Das Focusing selbst gibt uns ja nicht vor, wie wir über unsere Symptome oder Krankheiten denken sollten – es lässt dies völlig offen. Mithilfe eines achtsamen Körperdialoges können wir aber unsere Vorstellungen dahingehend überprüfen, ob sie einerseits stimmig sind und anderseits heilsam auf uns und die Symptomatik wirken.

In der folgenden Übung sind Sie dazu eingeladen, sich ihre persönlichen Überzeugungen bezüglich Ihrer Symptome bewusst zu machen und dann zunächst eine davon näher unter die Lupe zu nehmen.

ÜBUNG:
KÖRPERDIALOG ÜBER DIE GEDANKEN UND ÜBERZEUGUNGEN

Für diesen inneren Dialog benötigen Sie einen Stift und Papier. Setzen Sie sich bequem hin. Richten Sie Ihre Aufmerksamkeit auf Ihre Atmung und versuchen Sie, sich so gut es geht zu entspannen.

Sie können sich nun fragen: Was sind eigentlich typische Gedanken oder Glaubensvorstellungen, die mit meinen Beschwerden einhergehen?

Zum Beispiel: »Ich bin selbst schuld, dass ich diese Krankheit habe« – oder: »Da kann man nichts tun, es ist Schicksal oder Vererbung, unter dieser Symptomatik zu leiden.«

Lassen Sie sich Zeit, Ihre häufigsten Gedanken bewusst zu machen und schreiben Sie diese auf einen Zettel.

Wählen Sie einen Gedanken aus, den Sie sich näher anschauen möchten.

Suchen Sie zunächst wieder einen angenehmen Ort im Körper auf und verweilen Sie dort für einen Moment.

Wenn Sie sich bereit fühlen, Ihren Gedanken zu überprüfen, schlage ich Ihnen vor, sich vorzustellen, der Satz sei auf eine Wand oder Tafel geschrieben.

Während Sie jetzt den Gedanken auf der Tafel oder Wand vor sich sehen, richten Sie bitte Ihre Aufmerksamkeit auf Ihre Körpermitte.

Was empfinden Sie dort, während Sie den Satz auf der Tafel auf sich wirken lassen?

Können Sie ihre inneren Empfindungen willkommen heißen und begrüßen?

Wie könnte man die innere Resonanz beschreiben?

Wie wirkt der Gedanke auf die kranke Stelle?

Wenn die Wirkung nicht heilsam ist, dann wischen Sie die Überzeugung in der Vorstellung von der Tafel.

Kehren Sie nun zum Guten Ort zurück, wenn Sie mögen, und fragen Sie sich von dort aus: Welcher Gedanke oder welche Einstellung würde wirklich gut tun?

Lassen Sie sich Zeit, mit dieser Frage zu sein, ohne dass sofort Antworten auftauchen müssten.

Wenn eine Antwort auftaucht, prüfen Sie noch einmal, wie er auf Ihren Körper wirkt.

Vielleicht passt er schon, vielleicht möchte er sich aber noch mal ein wenig verändern?

Lassen Sie sich Zeit, eine neue Formulierung zu finden, die sich auch im Körper wirklich heilsam anfühlt. Achten Sie dabei auch darauf, wie Ihr Satz auf Ihre Symptomatik wirkt. Sollte Ihnen nichts Stimmiges einfallen, können Sie auch nochmal Ihren *Inneren Arzt* oder Ihre *Innere Heilerin* fragen, was er oder sie zu der Fragestellung sagen würde. Wenn Sie eine neue, hilfreiche Einstellung gefunden haben, notieren Sie diese und rufen sie immer wieder neu in Erinnerung.

»Der hohe Blutdruck ist ein Makel«

Für meine Klientin Antonia steht ein Besuch bei ihrem Hausarzt an. Dieser hatte ihren erhöhten Blutdruck als »psychogen« diagnostiziert. Trotz regelmäßigem Ausdauersports und anderen Bemühungen von ihrer Seite hatte sich der Blutdruck nur wenig gesenkt und blieb zu hoch.

Die zu starken Kontrollvorstellungen neigende Klientin macht sich selbst Vorwürfe: »Der zu hohe Blutdruck ist ein Makel. Ich habe es eigentlich selbst in der Hand, ihn zu senken. Da ich das nicht schaffe, habe ich versagt.«

Wir kommen überein, diese Interpretation ihrer Symptomatik einmal zu untersuchen. Dazu lade ich sie zunächst ein, sich einen guten Ort im Körper zu suchen. Sie findet diesen im Bauch. Dort sei es friedlich, hell, beruhigend, leise und auf eine stille Weise heiter. Wie eine Schaukel am Baum, die sanft vom Wind bewegt wird. Die Überschrift für dieses gute Gefühl sei: Frieden. Nachdem sie dieses friedliche Gefühl einen Moment lang ausgekostet hat, schlage ich ihr vor, sich ihre Überzeugung auf eine Tafel geschrieben vorzustellen. Was passiert in der Körpermitte, wenn sie ihren Gedanken, der hohe Blutdruck sei ein Makel usw. vor sich sieht?
A.: »Der Satz erscheint mir feindlich. Wenn ich ihn vom Guten Ort aus betrachte, möchte ich mich nur zurückziehen!«

Ich: »Und wie wirkt der Gedanke auf Ihren Blutdruck?«

A.: »Eindeutig steigernd! Schon wenn ich lese: Ich habe es selbst in der Hand, gerate ich unter Druck. Ich möchte den Satz von der Tafel wischen!«

Ich lade die Klientin ein, dies in der Vorstellung auch zu tun und dann mit der Aufmerksamkeit noch einmal zurück zum Guten Ort zu gehen: »Von dort aus gesehen könnten Sie sich fragen: «Welche Einstellung würde mir gut tun?"

Nach einigen Versuchen findet sie die folgende Formulierung:

»Ich werde alles tun, was in meiner Macht steht, um den Blutdruck zu senken. Es gibt aber keine Garantie, dass dies auch funktioniert.«

Sie lässt diese beiden Sätze in Ruhe auf ihren Körper wirken. Ja, es sei jetzt wirklich wohltuend, das Ergebnis offen zu lassen. »Das entspannt mich und wirkt ganz eindeutig blutdrucksenkend.«

Das Wunderbare an einem achtsamen Körperdialog ist, dass am Ende fast immer eine gefühlte Gewissheit da ist, dass man so und nicht anders über seine Symptomatik denken möchte. Wenn man also gesundheitsförderliche Überzeugungen kultivieren und schädliche Gedanken nicht weiter füttern möchte, dann reicht es nicht aus, das heilsame Neue nur zu denken. Der neue Gedanke sollte auch im Körper gefühlt werden, damit er seine heilende Wirkung entfalten kann.

»Wenn ich nur vernünftiger wäre...«

Elke, eine 61-jährige Lehrerin leidet unter Ischias-Beschwerden. Ihre Überzeugung lautet zunächst: »Wenn ich vernünftiger mit mir umginge, mehr Sport treiben würde und den Alltag entspannter anginge, dann wäre ich nicht so verkrampft und hätte abends keine Beschwerden.« Dieser zunächst ganz vernünftig klingende Satz hat folgende körperliche Resonanz: Ein Teil von ihr atmet auf – das höre sich gut an. Es taucht aber auch ein Kribbeln in den Beinen auf, verbunden mit einem Gefühl von Ungeduld und Wegrennen-wollen. Dort in den Beinen möchte sie ungestüm sein und sich verausgaben.

»Ich sehe mich mit ca. vier Jahren vor mir. Ich bin ein kleines, hässliches Teufelchen, das sagt: ›Ihr kriegt mich nicht klein, ich bin nicht vernünftig.‹

Auf die Frage, wie ihre Überzeugung auf die Ischias-Symptomatik wirke, antwortet sie: »Wie ein Reißen und Brennen. Etwas in mir schlägt Alarm.«

Da es sich offensichtlich nicht um eine wohltuende Krankheitsüberzeugung handelt, lade ich Elke ein, noch einmal zum Guten Ort zurückzukehren und von dort aus nach einem heilsameren Satz zu suchen: »Ich mache es mir gemütlich, lasse mir Zeit und vertraue darauf, dass sich der Krampf im Rücken lösen wird.«

Dieser Satz wirkt eindeutig entspannend auf die Symptomatik: das Reißen und Brennen sind nicht mehr spürbar.

Beide Beispiele illustrieren, wie man mithilfe der körperlich gespürten Resonanz die eigenen Überzeugungen prüfen und durch heilsamere ersetzen kann. Vielleicht möchten Sie jetzt einmal eine Ihrer Überzeugungen auf den Prüfstand stellen?

Unterschätzen Sie nicht den Einfluss, den Ihre Gedanken und Glaubenssätze auf Ihr Wohlbefinden, Ihre Gesundheit und auf ihre Lebenszeit haben! Bei einer groß angelegten Feldstudie der Yale Universität mit 660 Personen ab 50 Jahren wurden die Glaubensvorstellungen bezüglich des Älterwerdens abgefragt. Das Ergebnis war, dass eine positive Einstellung zum Alter, zum Beispiel die Erwartung von mehr Lebenserfahrung, Weisheit, Gelassenheit, den ProbandInnen durchschnittlich 7,5 Jahre Lebensjahre mehr schenkte als den Versuchsteilnehmenden, die glaubten, Älterwerden sei das schlimmste, was einem passieren könne. Die Vorstellungen über das Älterwerden hatten größeren Einfluss auf die Lebenszeit als sozio-ökonomischer Status, Übergewicht, Rauchen oder Bewegung! (Levy et.al. 2002)

Behalten Sie bitte nur die Überzeugungen bei, die sich stimmig anfühlen und die Ihr Lebensgefühl erweitern! Ihr Körper wird Ihnen genau sagen, was für Sie persönlich hilfreiche und für Ihren Lebensprozess förderliche Gedanken sind.

Stimmige Therapieentscheidungen mit dem inneren Körperwissen treffen

Lasse ich mir nun das Knie operieren oder nicht? Nehme ich Hormone gegen die Wechseljahrs-Beschwerden oder nicht? Mache ich eine Chemotherapie? Wechsele ich den Arzt? Soll ich mich zusätzlich akupunktieren lassen? Heutzutage stehen uns eine unüberschaubare Menge an Therapien und Behandlungsmethoden zur Verfügung, von Homöopathie über die Hightech-Apparate-Medizin bis hin zu Ayurveda oder traditioneller Chinesischer Medizin, um nur einige zu nennen.

Wohlmeinende Freunde und Angehörige werden uns im Krankheitsfall stets mit einer Menge Tipps versorgen, was zu tun sei. Nicht selten fühlen wir uns von all diesen Informationen überfordert oder bedrängt. Wie finden wir im Dschungel der therapeutischen Angebote und Möglichkeiten den für uns stimmigen Weg?

Das Wichtigste scheint mir zunächst zu sein, eine Vertrauensperson wie Arzt/Ärztin oder HeilpraktikerIn zu suchen, zu der man sowohl fachlich als auch menschlich Vertrauen hat. Es ist häufig nicht einfach, diesen passenden Menschen zu finden, lohnt aber die Mühe. Besonders bei einer chronischen Erkrankung ist meine Erfahrung, dass PatientInnen, die einen Arzt/eine Ärztin ihres Vertrauens gefunden haben, wesentlich besser mit ihrer Erkrankung umgehen können als diejenigen, denen das nicht gelingt. Hinweise erhält man von FreundInnen, anderen ÄrztInnen, aus Selbsthilfegruppen, unabhängigen Patientenberatungsstellen oder über das Internet. Ein Arzt/eine Ärztin des Vertrauens sollte über die verschiedenen Therapieoptionen und deren Risiken sachlich informieren und sie gemeinsam mit den PatientInnen abwägen. Sie sollten darum wissen, wie wichtig die innere Überzeugung für die Wirkung einer Behandlung ist (Studien gehen bekanntlich davon aus, dass der Placebo-Effekt, also die Überzeugung, dass eine Behandlung wirksam sei, 20–80 % der Wirkung ausmacht) und sollten darum bemüht sein, dass ihre PatientInnen Therapieoptionen wählen, die mit der eigenen inneren Überzeugung in Übereinstimmung stehen.

Ob mit oder ohne Ärztin/Arzt des Vertrauens: Letztlich können wir die Verantwortung für unsere Gesundheit nicht delegieren und müssen auf alle Fälle Entscheidungen treffen. Ich habe nicht selten erlebt, dass PatientInnen sich zum Beispiel einer Chemotherapie unterzogen, obwohl sie selbst nicht dahinter standen. Sie fühlten sich durch den behandelnden Arzt oder durch Angehörige unter Druck gesetzt. Bei einer so invasiven Therapie bleibt wahrscheinlich ein Rest an Ambivalenz, das ist normal. Der überwiegende Teil von uns sollte dennoch davon überzeugt sein, wenn die Therapie Erfolg haben soll.

Mein Vorschlag ist: Finden Sie Ihr ganz persönliches Glaubenssystem in Bezug auf Ihre Heilung heraus – und folgen Sie ihm konsequent. Ihre gewählte Therapie kann umso wirksamer sein, je mehr sie an sie glauben. Bei kleineren Entscheidungen reicht es, kurz auf sein Bauch- und Brustgefühl zu hören, ob sich eine Option nun stimmig anfühlt oder nicht. Bei schwerwiegenderen Entscheidungen hat sich das folgende Vorgehen bewährt:

ÜBUNG: THERAPIEENTSCHEIDUNGEN MIT KOPF, HERZ UND BAUCH TREFFEN

Schritt eins ist die Informationssammlung. Erkundigen Sie sich bei Ihrer Ärztin/Ihrem Arzt, im Internet, bei FreundInnen und Bekannten oder durch die Lektüre von Fachbüchern nach dem Für oder Wider der für Sie in Frage kommenden Behandlungen. Ohne fundiertes Faktenwissen stehen Ihre Entscheidungen auf wackligen Füßen. Im Falle einschneidender therapeutischer Maßnahmen kann es sinnvoll sein, eine zweite Meinung durch weitere FachärztInnen einzuholen.

Notieren Sie schon während der Recherche die für Sie in Frage kommenden therapeutischen Möglichkeiten und die wesentlichen Informationen darüber. Wählen Sie zwei Therapieoptionen aus, die Sie momentan am meisten ansprechen. Falls es sich um die Entscheidung über zwei alternative Möglichkeiten handelt und nicht um ergänzende Behandlungen (Beispiel: »Soll ich Hormone nehmen, um meine Wechseljahrs-Beschwerden zu lindern, ja oder nein?«): Nehmen Sie ein DIN-A-4-Blatt und legen es quer vor sich. Teilen Sie es in drei Spalten ein: Spalte 1 für Möglichkeit 1, Spalte 2 für Möglichkeit 2 und Spalte 3 für eine noch unbekannte dritte Möglichkeit. Schreiben jetzt alles, was Sie über die ersten beiden Möglichkeiten wissen, in die jeweiligen Spalten, doch lassen Sie Spalte 3 noch offen.

Nehmen Sie sich dann drei Stühle. Jeder davon symbolisiert eine der drei Möglichkeiten.

Nehmen Sie nun Platz auf dem ersten Stuhl, der für die Therapieoption 1 steht. Lesen Sie alles noch einmal durch, was in der Spalte über diese Option steht. Wenn Sie eine Partnerin oder einen Partner haben, ist es einfacher, wenn diese/r Ihnen das vorliest.

Während Sie an all das denken, was mit Möglichkeit 1 zu tun hat, werden Sie aufmerksam für die körperliche Resonanz (*Felt Sense*), die dazu in Ihnen entsteht. Wie fühlt sich diese Therapiemöglichkeit in Ihrer Körpermitte an? Warten Sie ein bis zwei Minuten, damit der Körper antworten kann. Was Sie als Antwort wahrnehmen, kann zunächst noch diffus oder vage sein.

Wie würden Sie die innere Resonanz auf diese Möglichkeit beschreiben? Welche Worte passen zu Ihrem inneren Gefühl? Welche Gefühle oder Stimmungen gehen damit einher? Taucht vielleicht ein Bild oder Symbol auf, das zu Ihrer inneren Resonanz passt?

Was ist das Wichtigste an der ganzen Sache für Sie?

Lassen Sie sich Zeit, um die Übung zu beenden und die Antworten, die aufgetaucht sind, zu empfangen. Machen Sie sich kurz Notizen. Verlassen Sie den Stuhl.

Wiederholen Sie dieses Vorgehen mit Spalte 2, Ihrer zweiten Therapieoption. Wählen Sie für diese neue Möglichkeit auch einen neuen Sitzplatz.

Zum Schluss nehmen Sie auf Stuhl Nummer 3 Platz. Er steht für eine unbekannte dritte Möglichkeit, die Sie vielleicht noch nicht in Betracht gezogen haben. Es kann sich um ein Sowohl-als-auch handeln oder um ein Weder-noch. Sie brauchen das noch nicht zu wissen. Schließen Sie die Augen, und seien Sie einfach offen für das, was innerlich entsteht, wenn Sie an eine dritte Möglichkeit denken. Lassen Sie zu, dass zunächst keine Antwort auftaucht und bleiben Sie einfach still mit der Frage nach einer unbekannten Möglichkeit. Welche Empfindungen, Bilder oder Worte entstehen auf diesem Platz? Seien Sie offen und empfangen Sie neugierig, was sich innerlich abspielt. Bleiben Sie dabei in Kontakt mit Ihrem Brust- und Bauchbereich. Am Ende der Übung nehmen Sie einen Platz außerhalb der drei Stühle ein. Von diesem neutralen Ort aus fragen Sie sich, was der nächste stimmige Schritt für Sie ist.

Hüftgelenks -Operation: Ja oder Nein?

Die 63-jährige Büroangestellte leidet an einer altersbedingten Hüftgelenks-Arthrose. Die Röntgenbilder zeigen, dass eine Operation sinnvoll wäre, sie selbst schwankt aber noch, diese durchführen zu lassen. Sie steht unter Entscheidungsdruck.

Hüftgelenks-Operation: Ja	**Hüftgelenks- Operation: Nein**	**Dritte unbekannte Möglichkeit**
• Wenn ich mich zeitnah operieren lasse, habe ich keine Schmerzen mehr. • Ich hätte dann auch einen besseren Gang. • Ich würde mindestens sechs Wochen bei der Arbeit fehlen müssen. Ich kann aber nicht schon wieder ausfallen, nach dem ich gerade sechs Monate gefehlt habe. • Ich hätte schon wieder eine Sonderstellung und das mag ich nicht. • Ich würde eventuell als »ältere Arbeitnehmerin« abgestempelt werden.	• Ich hätte weiterhin Schmerzen. • Mein Gang wäre weiterhin beeinträchtigt. Ich spare mir eine eventuell überflüssige Operation mit den dazu gehörigen Risiken. • In Deutschland wird zu viel operiert. • Die Symptomatik würde so bleiben oder schlimmer werden. • Ich könnte mögliche Alternativen ausloten.	• Grundsätzlich sind beide Optionen möglich. • Es scheint mir eine Frage des richtigen Zeitpunkts zu sein. Im Moment habe ich keine Lust auf die Operation. • Jetzt möchte ich erst einmal den Sommer genießen und dann schaue ich weiter.
Felt Sense dazu	**Felt Sense dazu**	**Felt Sense dazu**
Es tauchen zwei Gefühle auf: In der Brust die Sehnsucht nach Schmerzfreiheit. Da fühlt es sich weit und klar an. Der Bauch wird aber eng, ich will mich kleiner machen. Es entspricht nicht meiner Vorstellung von mir, schon wieder Hilfe annehmen zu müssen. Das trotzige Kind in mir stampft auf und sagt: »Das kann ich auch alleine.« Es folgt ein Dialog zwischen Brust und Bauch, bei dem die Brust das Kind davon überzeugt, dass es nur darum geht, vorübergehend Hilfe anzunehmen. Das fühlt sich stimmig an.	Bei der Vorstellung, mich jetzt nicht operieren zu lassen, wird die Atmung fl ach. Gleichzeitig entspannt sich etwas in mir. Ich spüre, wie angenehm es ist, wieder Frieden zu haben und nicht mit Kranksein, Ärzten oder Krankenhaus beschäftigt zu sein. Ich kann mich stattdessen mit dem beschäftigen, was mich wirklich interessiert. Das ist sehr entspannend, ich habe ein ganz wohliges Gefühl im Bauch. Das fühlt sich an wie ein riesiger Eisbecher an einem Sommerabend!	Bei dieser Option weitet sich die Atmung, ich kann im wahrsten Sinne des Wortes durchatmen. Es taucht der Satz auf: Der richtige Zeit punkt wird sich zeigen, und dann weiß ich, was zu tun ist.« In der Brust fühle ich mich richtig weit. Ich habe kei-nen Entscheidungsdruck, stattdessen bin ich ent-spannt. Es taucht ein Bild auf: Ich stehe auf einem Gipfel und schaue in die Weite der Berge. Ich spüre grenzenlose Freiheit und Glück. Es gibt viele andere kleine Gipfel, also viele andere Möglichkeiten, und die sind nicht bedrohlich.

Wichtig war für die Patientin bei diesem Prozess, dass sie einmal alle Aspekte der Entscheidung in einem völlig wertfreien Raum da sein lassen konnte, ohne sich sofort für etwas entscheiden zu müssen. Nach dem Focusing-Prozess hatte sie innere Klarheit gefunden und nahm das Bild des weiten und freien Blicks vom Gipfel aus dankbar in ihren Alltag mit. Wie so häufig lag auch bei ihr die Lösung in Spalte drei, also bei der zunächst noch unbekannten Möglichkeit, auf die sie erst kam, als sie auf dem dritten Stuhl saß.

Therapieentscheidungen, die auf diese Weise getroffen werden, verlangen natürlich etwas Zeit. Sie sind aber von einer wesentlich besseren Compliance (Einhaltung der Therapievorschläge) geprägt als Entscheidungen, bei denen man lediglich das tut, was die ÄrztInnen einem raten, ohne dass man selbst darüber reflektiert hat. Bei der Wahl einer Therapie kommt es auf das Gefühl des inneren Einklanges an. »Wer mit sich im Einklang ist«, so der Chirurg und Pankreas-Spezialist Prof. Waldemar Uhl, »der hat eine bessere Überlebenschance, eine bessere Prognose« (Faulstich 2010).

Deshalb sollten Therapieentscheidungen am besten mit allen Ebenen unseres Bewusstseins in Einklang stehen, damit wir voll hinter ihnen stehen können. Wenn wir das rationale Wissen des Verstandes mit dem inneren Wissen unseres Herzens und Bauches in Einklang bringen, haben unsere Entscheidungen eine große Stimmigkeit. Wichtig ist, nicht allzu lange (nicht mehr als ein-zwei Tage nach der getroffenen Entscheidung) mit der Umsetzung zu warten. Sonst verblasst eventuell das motivierende Gefühl, und man setzt die neue Erkenntnis nicht um.

Dennoch gibt es auch bei solchen sorgfältig getroffenen Entscheidungen keine Erfolgsgarantie. Selbst eine Hüftgelenks-Operation, hinter der wir voll und ganz gestanden haben, kann schiefgehen. Im Nachhinein ist es auch schwer zu sagen, ob dieses oder jenes Medikament gewirkt hat oder nicht. Aber wenn wir mit uns selbst bei der Entscheidung in Übereinstimmung waren, werden wir nach meiner Erfahrung weniger mit dem Ergebnis hadern.

Solange wir auf der Suche nach einer für uns stimmigen Entscheidung sind, zum Beispiel welche Therapieoption für uns die Beste ist, spüren wir ein gewisses Unwohlsein in unserem Körper, und unsere Gedanken kreisen, um eine Lösung zu finden. Sobald wir aber diese stimmige Entscheidung gefunden haben, atmen wir auf und kommen innerlich zur Ruhe. Wir spüren sowohl im Körper als auch im Geist eine innere Gewissheit, dass dies die für uns momentan stimmige Option ist.

Neben der Aufgabe, unser eigenes Glaubenssystem in Bezug auf die Therapie herauszufinden und diesem dann zu folgen, ist es auch wichtig, einmal unser Verhalten zur Erkrankung auf den Prüfstand zu stellen.

Den Lebensstil verändern

Viele Erkrankungen, mit denen wir es in unserer westlichen Welt zu tun haben, sind Folge unserer Lebensweise. Dazu gehören zum Beispiel Herzinfarkt, Bluthochdruck, Schlaganfall, Arteriosklerose, Typ-2-Diabetes, einige Nierenkrankheiten und manche Krebsformen wie Magen-, Brust- und Lungenkrebs. Die Wahrscheinlichkeit, an einer dieser Erkrankungen zu sterben, ist für uns WestlerInnen relativ groß, während sie in sogenannten Kleingesellschaften wie zum Beispiel den traditionellen BewohnerInnen ländlicher Gebiete Neuguineas selten anzutreffen sind (Diamond 2012). Eine Meta-Analyse aus 21 Studien von Walach et. al. (2017) ergab, dass das Risiko vorzeitigen Sterbens um 66 Prozent sinkt, wenn man die vier Faktoren: gesunde Ernährung, täglich eine halbe Stunde Bewegung, kein Rauchen und nur moderaten Alkoholgenuss in das eigene Leben integriert. Unser Lebensstil hat maßgeblichen Einfluss auf unsere Gesundheit, wir können mit unserem Verhalten die Gesundheit enorm stärken.

Wir können ÄrztInnen aufsuchen oder auch nicht, Medikamente einnehmen, die uns verschrieben wurden oder es sein lassen, uns schonen oder uns bewegen, für genügend Ruhe und Muße und Erholung sorgen, umziehen, kündigen oder belastende Beziehungen beenden. Wir können gesundheitsschädliche Gewohnheiten abbauen oder beibehalten. Was immer wir tun, hat auch Auswirkungen auf unseren Körper, deshalb lohnt es sich, unser konkretes Verhalten in Hinblick auf unsere Krankheit und Genesung auf den Prüfstand zu stellen.

ÜBUNG: SO STELLEN SIE IHR VERHALTEN AUF DEN PRÜFSTAND

Welches eigene Verhalten im Umgang mit Ihren Beschwerden möchten Sie sich anschauen? Berichten Sie Ihrer Begleitung davon oder notieren Sie es auf einen Zettel.

- Setzen Sie sich nun bequem hin, atmen ein paar Mal bewusst ein und aus, und dann versuchen Sie, den Körper einfach wahrzunehmen, wie er sich jetzt gerade anfühlt.
- Lenken Sie jetzt Ihre Aufmerksamkeit in Ihren Brust- und Bauchraum, während Sie an das Verhalten denken, dass Sie überprüfen möchten.
- Stellen Sie sich das Verhalten dabei so lebendig wie möglich vor. Denken Sie an alles, was Sie darüber wissen und auch an alles, was Sie noch nicht darüber wissen, und lassen Sie es ein Ganzes werden.
- Was nehmen Sie innerlich wahr, wenn Sie an dieses Verhalten als Ganzes denken?
- Lassen Sie sich Zeit und warten Sie ab, was innerlich entsteht.
- Wo empfinden Sie etwas? Wie fühlt es sich an?
- Gibt es ein Wort oder einen Satz, der zu Ihren Empfindungen passt?
- Wie ist die gefühlsmäßige Qualität Ihrer Empfindung?
- Taucht vielleicht auch ein Bild auf, das zu Ihrer inneren Resonanz auf Ihr Verhalten passt?
- Passt das Empfinden an dieser Stelle zu Ihrem Verhalten oder Ihren Beschwerden?
- Was ergibt sich daraus für Sie?

- Schauen Sie, was es noch braucht, um die Übung so langsam zu beenden.
- Falls Sie eine Entscheidung bezüglich Ihres Verhaltens getroffen haben, setzten Sie diese möglichst noch heute oder spätestens morgen um.

Zusammenreißen oder gehen lassen?

Wenn Kurt als Kind krank war, bekam er vom Vater meistens zu hören: »Reiß Dich zusammen.« Heute leidet er unter chronischen Schmerzen, und meistens reißt er sich tatsächlich zusammen. Manchmal schwankt er aber auch und möchte sich einfach nur gehenlassen. Er will dieses Verhalten einmal auf den Prüfstand stellen.

Bei dem Motto: »Reiß dich zusammen« denke ich, es tut mir gut, um mich fit zu halten. Ich tue es auch für meine Partnerin, und wenn ich ganz ehrlich bin, tue ich es auch für mein Ansehen. Ich möchte nicht als Memme dastehen. Gleichzeitig habe ich den Gedanken: Du bist ein armer Narr. Du erschöpfst dich durch das Zusammenreißen und wirst immer kränker. Ich habe richtiggehend ein wenig Angst vor dem Focusing, denn meine Prognose ist: Es wird mich zerreißen. Ich will da aber trotzdem mal hinschauen. Nach seinem Ziel für den achtsamen Körperdialog befragt, antwortet er:

»Ich möchte in Bezug auf den Umgang mit der Erkrankung eine heilsame Entscheidung treffen. Ich möchte mich so verhalten, dass eine schnelle Genesung möglich ist.«

Kurt beginnt den Prozess damit, dass er einen angenehmen Ort im Körper sucht: sein linker Oberarm. »Der liegt so angenehm an der Lehne, macht keine Beschwerden und hat eine angenehme Temperatur. Der Oberarm ist gut eingebettet. Ich fühle mich dort friedfertig und sicher. Jetzt steigt ein Bild auf, nämlich das eines jungen Baumes. Der Oberarm ist dabei der kräftige Stamm, der Halt gibt. Der Unterarm mit der Hand ist die Krone, die sich dem Wind anpasst. Es kommen sofort Assoziationen zu meiner Krankheit. Der Wind sind die äußeren Bedingungen. Die Krone passt sich den Bedingungen geschmeidig an, das ist die richtige Reaktion. Dadurch, dass der junge Stamm alles hält, bleibt alles stabil. Das Bild steht für den stimmigen Umgang mit meiner Erkrankung. Ich bin richtig beeindruckt von diesem Bild!«

Ich.: »Was genau ist das Beeindruckende an diesem Bild für Sie?«

K.: »Die Krone gibt sich hin und setzt sich aus und wird genau dadurch unverwundbar. Auch wegen der kräftigen Basis. Das ist das Zielbild.«

Ich: »Vielleicht möchten Sie sich von diesem Zielbild aus die bisherige Strategie: Reiß Dich zusammen oder lass dich gehen – anschauen?«

K.: »Ja, wenn ich das «Reiß dich zusammen» auf mich wirken lasse, dann werde ich steif. Ich sehe dann einen aufgerichteten Baum vor mir, der gegen den Wind steht. Entweder bricht er zusammen oder er verliert viele Blätter.«

Ich: »Und wie fühlt sich dieses Bild in Ihrem Körper an?«

K.: »Bedrückend und beängstigend. Es zieht sich alles zusammen, als ob ich weglaufen möchte. Ich bekomme auch ein wenig Panik. Ich habe Angst, letzten Endes sogar zu sterben. Diese Strategie ist aussichtslos! Ein dauerhaftes ›Reiß dich zusammen‹ führt unweigerlich zur Erschöpfung, nicht zur Genesung.«

Ich: »Nachdem Sie das so genau gefühlt haben, wie das «Reiß dich zusammen» in die Erschöpfung führt, schlage ich vor, es einmal zur Seite zu stellen und zu dem Guten Ort zurückzukehren. Von dort aus könnten Sie sich auch das Gehenlassen noch einmal anschauen.«

K.: »Wenn ich mir das vom Guten Ort aus vorstelle, kommt erst einmal ein tiefes Ausatmen, eine Erleichterung. Es tauchen aber auch Ängste auf: Was passiert, wenn ich mich nicht mehr zusammen reiße? Ich könnte in einen Strudel geraten, und am Ende würde der Tod lauern! Ich erinnere mich daran, wie ich bei einem All-inclusive-Urlaub in Spanien einmal 23 Stunden am Tag vor lauter Erschöpfung nur gelegen habe. Ich habe mich den ganzen Tag gehenlassen und flog mit fünf Kilo mehr auf den

Rippen nach Hause. Ich habe Angst vor diesem Fatalismus. Jetzt taucht das Bild des Baumes wieder auf. Der Schlüssel ist: Der Teil, der sich hingibt, ist ja verbunden mit dem, der ihn hält! (weint) Das ist sehr berührend. Das Bild des Baumes leuchtet wie eine Ikone. Es ist ein Teil von mir! Ich bin stolz auf dieses Bild. Es geht nicht um das Entweder-Oder. Es geht um eine kreative Lösung. Ich weiß aber noch nicht, wie die konkret aussehen könnte.«

Ich.: »Der Teil, der sich hingibt, ist verbunden mit dem, der ihn hält. Wenn Sie das jetzt noch einmal auf den Körper wirken lassen, wie fühlt es sich innerlich an?«

K.: »Fast ein wenig schwebend. Diese Leichtigkeit wünsche ich mir. Ich habe dieses Ikonen-Bild des Baumes vor mir, wobei der Stamm eine goldene Rinde hat, die strahlt! Und die Krone ist richtig grün. Die wiegt sich im Wind und es strahlt. Es gibt jetzt keinen Zweifel mehr und keine eindimensionale Lösung für meine Frage. Ich darf mich meiner Schlappheit und meinen Schmerzen hingeben. Aber es muss eine Instanz geben, die mich hält und mich daran hindert, mich zu verlieren. Ich bin damit jetzt total im Einklang. Aber wie mache ich das in der Situation, ganz konkret? (Pause)… Ich habe zwei Gedanken dazu. Erstens kann ich in der konkreten Situation meinen Körper fragen, was gut tut, sozusagen ein Mini-Focusing machen. Zweitens kann ich mich zu konsequenter Ehrlichkeit entschließen (weint). Da habe ich eine Baustelle. Meistens weiß ich schon, was mir in der Situation gut täte, handle aber wider besseren Wissens. Wenn andere etwas von mir wollen, mache ich das, weil ich geliebt werden will. Es wäre hilfreicher, den Körper zu fragen und ehrlich zu sein. Mit der Festigkeit des goldenen Baumstammes habe ich den Halt, eine eigene Meinung zu haben und zu sagen: So ist es für mich. Mit diesem Gefühl von Halt kann ich es durchziehen, selbst wenn die anderen es nicht verstehen. …Ich bin so beeindruckt von diesem Prozess!« (weint)

Nach dieser Sitzung fiel es Kurt wesentlich leichter, sich angemessen zu schonen und Nein zu sagen, wenn es für ihn stimmte.

Da unser Lebensstil wie bereits erwähnt einen enormen Einfluss auf unsere Gesundheit hat, lohnt es sich, verschiedene Aspekte unseres Verhaltens wie zum Beispiel Bewegung, Ernährung oder Stressreduktion in mehreren achtsamen Körperdialogen unter die Lupe zu nehmen.

Es stellt sich aber auch die Frage, wieso wir die enormen Einflussmöglichkeiten einer Lebensstil-Veränderung bislang so wenig nutzen, zumal sie ja meistens auch noch mit einer deutlichen Verbesserung unseres Wohlbefindens einhergeht. Einerseits werden ÄrztInnen durch das Abrechnungssystem zu wenig für die Zeit bezahlt, die ein wirksames Gespräch über eine Lebensstil-Veränderung erfordern würde. Sie können es sich schlicht nicht leisten, dieses Thema in Ruhe mit ihren PatientInnen zu erläutern. Andererseits liegt die Verantwortung aber auch in jeder und jedem von uns. Im Grunde genommen wissen wir, dass wir unserer Gesundheit schaden, wenn wir übergewichtig sind, zu viel arbeiten, zu wenig schlafen oder uns kaum bewegen. Was hindert uns an einem gesünderen Lebensstil? Wir dürfen wohl davon ausgehen, dass wir neben einer *Inneren Heilperson* auch einen *Inneren Schweinehund* haben, einen Teil von uns, der schädliche, aber lieb gewonnene Gewohnheiten nicht loslassen möchte. Dieser *Innere Schweinehund* besitzt häufig eine große Macht über uns. Wie können wir heilsam mit ihm umgehen, damit er unseren Gesundungsprozess nicht blockiert?

Umarmen Sie den inneren Schweinehund

Zunächst einmal scheint es wichtig zu sein, anzuerkennen, dass wir verschiedene Bestrebungen in uns haben, ohne diese gleich zu bewerten. Im obigen Beispiel möchte sich ein Teil zusammenreißen, ein anderer sich lieber gehenlassen. Ein Teil will authentisch sein, der andere lieber gesellschaftlich anerkannt, um nur ein paar gegensätzliche Strebungen zu benennen. In anderen Fällen will ein Teil von uns vielleicht abnehmen, keinen Zucker mehr essen oder keinen Alkohol mehr trinken, ein anderer Teil möchte aber auf nichts verzichten. Oder etwas in uns weiß, dass regelmäßiger Ausdauersport wirklich gut wäre, doch ein anderer erweist sich als couch potato und liebt es, vor dem Fernseher zu lümmeln und mit der Fernbedienung zu zappen, statt sich Turnschuhe anzuziehen und laufen zu gehen. Viele Menschen wünschen sich ein ruhigeres, stressfreieres Leben und laden sich gleichzeitig viel zu viele Termine und Verpflichtungen auf. Der *Innere Schweinehund* kann ein mächtiger Selbstanteil sein, dem es leicht gelingt, unsere guten Vorsätze über Bord zu schmeißen. Wie können wir also achtsam mit ihm umgehen, ohne uns von ihm dominieren zu lassen?

Der Autor Mirsakarim Norbekov empfiehlt in seinem viel verkauften Gesundheitsratgeber *Eselsweisheit* (Norbekov 2006) eiserne Disziplin und feste Entschlossenheit, der Schweinehund solle einfach überrumpelt und an die Kandare genommen werden. Das ist natürlich eine mögliche, aus meiner Sicht aber sehr männliche, Westernheld-mäßige Umgangsweise, die kaum dem Weg der inneren Achtsamkeit entspricht. Tun wir einem Teil von uns Gewalt an, wird dieser Teil sich an anderer Stelle rächen. Kasteien wir uns beispielsweise mit einer strengen Diät und dem völligen Verzicht auf Süßes, ohne dass alle Anteile von uns wirklich davon überzeugt sind, bekommen wir später wahrscheinlich Heißhunger-Attacken und verschlingen eine ganze Tafel Schokolade auf einmal. Gehen wir den Weg der Achtsamkeit, dann empfiehlt es sich, alle Teile mit ins Boot zu nehmen, sie zu hören und ernst zu nehmen. Erst wenn alle inneren MitspielerInnen angemessene Berücksichtigung finden, kann eine klare Entscheidung getroffen werden. Dieser Prozess des Zuhörens und Ernst-Nehmens aller Teile von uns ist vielleicht zunächst etwas zeitaufwändiger, als sich zu eiserner Disziplin zu ermahnen, dürfte aber auf lange Sicht jedoch Erfolg versprechender sein. Ohne eine gewisse Selbstdisziplin werden wir aber auch dann nicht auskommen. Nur hat die nichts mehr mit Überrumpelung zu tun, sondern entspringt aus echter Entschiedenheit und innerer Klarheit.

Wenn bei einem achtsamen Körperdialog verschiedene Anteile auftauchen, ist es die Aufgabe der Begleitung, diese zu benennen. Sie sagt aber nicht: »Du möchtest gleichzeitig mehr Ruhe haben und Karriere machen.« Sondern: »Etwas in dir möchte gern mehr Ruhe ins Leben bringen, und ein anderer Teil würde gerne Karriere machen.« Wir nennen das *Partialisieren*, wenn Erlebensanteile zu »einem Teil von uns« oder zu »etwas in uns« gemacht werden. Dadurch können eine Beziehung zu all diesen Teilen aufnehmen, sie näher erforschen und es entsteht Freiraum. Das *Partialisieren* ist eine kleine, aber äußerst wirkungsvolle Intervention.

Nach dem *Partialsieren* könnte die Einladung folgen: »Möchtest du beide Teile einmal begrüßen und da sein lassen? Du brauchst dich jetzt nicht für einen von beiden zu entscheiden, beide dürfen existieren. Du kannst Ihnen, wenn du möchtest, nacheinander deine Aufmerksamkeit widmen.« Auf diese Intervention hin erfolgt in aller Regel eine deutliche Entspannung.

Die nächste Frage könnte lauten: »Möchtest Du dem Teil, der sich nach mehr Ruhe sehnt, zunächst einmal Deine Aufmerksamkeit schenken?… Wo spürst Du diesen Teil im Körper?… Was würde der sagen, wenn er sprechen könnte?« Wir können der Sehnsucht nach Ruhe Raum geben, indem wir sie wirklich in uns spüren und ein inneres Bild dazu entstehen lassen. Wir sehen uns vielleicht langsam und ohne Eile durch einen Herbstwald spazieren gehen, haben viel weniger Verpflichtungen usw. Hat sich diese Sehnsucht genügend gezeigt, und wurde sie vor allen Dingen auch intensiv gefühlt, könnte die Begleitung fragen: »Möchtest du jetzt dem anderen Teil von dir einmal Raum geben, demjenigen, der gerne Karriere machen möchte? Wo spürst du diesen Teil im Körper?… Und: Was würde der sagen, wenn er sprechen könnte?« Dann kann sich dieser Teil mitteilen und sagen, was ihm wichtig ist und warum er an der Aktivität festhalten möchte.

Häufig finden wir allein durch das Spüren und Benennen einen Weg, bei dem beide Anteile Berücksichtigung finden. Die Lösung erfolgt dabei nicht über den Verstand, sondern über den Körper. Es handelt sich in der Regel weder um ein schlichtes Entweder-oder noch um ein Sowohl-als-auch. Der Verstand kann meist nur in diesen dualistischen Kategorien denken, die ihm durch die Einschränkungen unserer Sprache vorgegeben sind. Der Körper aber verganzheitlicht das Thema. Vor unserem inneren Auge erscheint dann zum Beispiel ein Bild wie oben bei Kurt. Da vermittelt ein Baum mit einem goldenen, haltgebenden Stamm und einer grünen Krone, die Festigkeit, die er braucht, um sich besser fallen lassen zu können.

Freude und Begeisterung wecken

Die wichtigste Frage, die wir in Bezug auf unser Verhalten stellen können, ist aus meiner Sicht folgende: Was kann ich tun oder lassen, um in meinem Leben mehr Zufriedenheit, Freude und Begeisterung zu erleben?

Es lohnt sich, mit dieser Frage immer mal wieder Zeit zu verbringen und abzuwarten, was der Körper uns antwortet. Warum aber ist diese Frage so wichtig?

Im Zustand von Schwung und Begeisterung schüttet unser Gehirn eine Gießkanne neuroplastischer Botenstoffe aus, so der Hirnforscher Gerald Hüther (2011). Unsere Begeisterung düngt quasi unser Gehirn und es entstehen neue Vernetzungen. Im Alter von drei Jahren geschieht dies offenbar zwischen 50–100-mal pro Tag. Schon ab der Schulzeit nimmt es aber deutlich ab, und bei uns Erwachsenen geschieht er nur noch einige wenige Male pro Tag! Werden Kinder im Laufe ihres Lebens gekränkt oder verletzt, breitet sich in ihrem Frontalhirn eine Übererregung aus. Dass das vegetative Nervensystem gerät durcheinander, es kommt zum Beispiel zum Schwitzen, zu Angstzuständen und Herzklopfen, und die Regelkreise, die für neuroimmunlogische Reaktionen zuständig sind, werden gestört. Es entsteht ein Ungleichgewicht im Körper, und in der Folge kann es zu psychosomatischen Erkrankungen kommen. Adverse Childhood Experiences (ACE) ist der Fachausdruck für negative Kindheitserfahrungen wie Gewalt, Vernachlässigung, Missbrauch, Scheidung der Eltern, psychische Erkrankungen in der Familie usw. Weltweite Studien belegen, dass, je mehr negative Kindheitsereignisse ein Mensch erlebt hat, desto wahrscheinlicher entwickelt er bestimmte chronische körperliche Erkrankungen. Wenn man zum Beispiel vier oder mehr sog. ACE's aufweist, ist die Wahrscheinlichkeit, an Krebs oder Hepatitis zu erkranken, 2,5-fach höher, einen Schlaganfall zu erleiden 2,6-fach, Diabetes zu bekommen 1,6-fach, an einer chronisch obstruktiven Lungenerkrankung (COPD) zu leiden 2,5-fach und das Suizidrisiko ist sogar 12-fach höher gegenüber jemand mit 0 ACEs! (Gratrix 2020)

Was können wir nun als Erwachsene tun, um unsere Gesundheit zu stärken und unseren Körper wieder ins Gleichgewicht zu bringen? Neben einer guten Psychotherapie können wir uns auf die Suche nach Erfahrungen machen, die uns zutiefst befriedigen, und nach einem Lebensstil, der uns zu einem Maximum an Schwung und Begeisterung verhilft. Was das konkret bedeutet, ist höchst individuell. Ich habe lange Zeit Gruppen für KrebspatientInnen geleitet und die Teilnehmenden gebeten, eine Liste der Tätigkeiten anzufertigen, die ihnen Freude bereiten, die sogenannte Spiel- und Freude Liste, wie sie auch der Psychoonkologe Carl Simonton empfiehl (Simonton 1993). Interessant dabei war, dass es neben vielen Gemeinsamkeiten auch große Unterschiede darin gab, was die Betroffenen in Schwung und Begeisterung versetzt: Gärtnern, Meditieren, Opernbesuche und Motorradfahren, Steine sammeln, Pilgern, Komödien anschauen oder sogar Gemüse schnippeln kamen darin vor. Die Empfehlung lautete, täglich mindestens eine Stunde etwas aus der Spiel- und Freude-Liste zu tun und sie sich immer dann durchzulesen, wenn man sich bedrückt fühlte. Es geht meiner Ansicht nach aber um mehr als »nur« eine Stunde Spiel am Tag. Es geht letztlich darum, den ganzen Lebensstil auf den Prüfstand zu stellen und auch zu verändern, wenn er nicht unseren wahren Bedürfnissen entspricht.

Der bekannte Krebstherapeut Lawrence LeShan spricht davon, dass jeder Mensch eine ganz eigene, unverwechselbare Lebensmelodie habe. Das Hauptaugenmerk seiner psycho-onkologischen Begleitung ist darauf gerichtet, heraus-zu-finden, welcher Lebensstil einem Patienten oder einer Patientin ein Maximum an Freude und Begeisterung bringt und somit die ganz eigene Lebensmelodie zum Klingen bringt (LeShan 1993).

Freude, Begeisterung und Zufriedenheit zu kultivieren und den individuellen Lebensstil zu finden, der dies am ehesten ermöglicht, ist vermutlich das Wirksamste, das wir für unsere Genesung tun können. Im Zustand von Angst und Stress ist unser Körper auf Flucht oder Kampf ausgerichtet, nicht aber auf Selbstreparatur. Wenn wir hingegen Freude empfinden, schalten wir vom Flucht-oder-Kampf-Modus in den Selbstheilungsmodus um. In diesem Zustand werden Hormone wie Serotonin, Oxytocin, Dopamin und Endorphine ausgeschüttet, die den Blutdruck regulieren, das Cortisol-Level senken und die Atmung vertiefen. Damit werden die Zellen mit mehr Sauerstoff versorgt, die Aktivität von weißen und roten Blutkörperchen gesteigert und damit das Immunsystem gestärkt (Turner 2015).

So ergab eine niederländische Studie, dass eine positive Grundstimmung über einen Zeitraum von neun Jahren betrachtet die individuelle Sterblichkeit um 50 % reduziert. Eine andere bahnbrechende Langzeitstudie untersuchte eine Gruppe außergewöhnlich begabter Harvard-Studenten, insgesamt 268 junge Männer, die als Musterbeispiele für körperliche und psychische Gesundheit galten. Diejenigen, die sich auch langfristig als extrem zufrieden über ihr Leben äußerten, wiesen nur eine 10 %-Häufigkeit an schweren Erkrankungen auf im Vergleich zu den unglücklichen Probanden.

ÜBUNG: 🔊
SELBSTHEILUNGSKRÄFTE DURCH BEGEISTERUNG STÄRKEN

Sie finden diese Übung auch angeleitet als Download in unserem Arbor-Online-Center unter: *www.arbor-online-center.de/v46od5*

Nehmen Sie eine entspannte Haltung ein und schließen Sie Ihre Augen, wenn sich das angenehm für Sie anfühlt. Nehmen Sie zunächst Ihren Körper von innen heraus wahr, so wie er hier liegt oder sitzt. Begrüßen Sie alles, was Sie spüren, ohne es verändern zu wollen.

Achten Sie dabei auch auf das Ein- und Ausströmen Ihrer Atmung.

Wenn Sie sich dazu bereit fühlen, stellen Sie sich bitte vor, Sie seien schon am Ziel angelangt: Sie hätten genau den Lebensstil entwickelt, der Ihnen ein Maximum an Schwung, Zufriedenheit und Begeisterung bringt. Lassen Sie dabei die Grenzen des Machbaren hinter sich, erlauben Sie sich, sich auch unmöglich erscheinende Dinge vorzustellen, zum Beispiel, Sie würden in der Südsee leben oder Sie wären sehr reich.

Fragen Sie aber zunächst Ihren Körper: Wie würde ich mich fühlen, wenn ich genau das Leben führen würde, das mir ein Höchstmaß an Zufriedenheit und Freude bringen würde?

Achten Sie darauf, was sich in Ihrem Körperempfinden verändert, besonders in der Körpermitte.

Wie würden Sie das Körpergefühl beschreiben?

Jetzt lassen Sie von diesem Körperempfinden des erreichten Ziels aus Bilder von Ihrem Leben auftauchen.

Immer, wenn eine Vorstellung auftaucht, spüren Sie innerlich nach, ob die auch wirklich passt. Vielleicht passt sie schon genau, vielleicht verändert sie sich noch ein wenig, vielleicht passt sie auch gar nicht, dann lassen Sie sie wieder los.

Sie können sich auch Fragen stellen, wie zum Beispiel:

- Wo würde ich leben? Stadt/Land, Wohnung, Haus, Hütte usw.

- Welcher Beschäftigung würde ich nachgehen?
- Wie wäre das Verhältnis zwischen Arbeitszeit und Freizeit? Zwischen Tun und Sein?
- Welchen Aktivitäten würde ich außerhalb der Arbeit nachgehen?
- Mit wem würde ich zusammen leben?
- Wer wäre sonst noch um mich herum und wie wären meine Beziehungen gestaltet, wenn sie mir ein Maximum an Schwung und Begeisterung geben würden?
- Was würde meinem Leben Sinn verleihen? Wofür würde ich morgens mit Begeisterung aus dem Bett springen, und was ließe mich am Abend mit dem Gefühl von Erfüllung einschlafen?
- Welche Einstellung hätte ich zum Leben? Fühlen Sie jede einzelne auftauchende Vorstellung in Ihrem Körper nach und behalten Sie nur die Vorstellungen bei, die Ihr Lebensgefühl tatsächlich erweitern.
- Sie können Ihre Erkrankung oder Symptomatik auch fragen, was sie zu Ihrem Lebensentwurf, ihrer Utopie sagen möchte. Ist sie damit einverstanden? Hat sie Verbesserungsvorschläge?

Um die Übung so langsam abzuschließen, können Sie sich fragen:
- Was ist das Wichtigste an dem Ganzen für mich?
- Gibt es einen konkreten Schritt, den ich tun oder lassen könnte, um meiner Utopie eines erfüllten Lebens etwas näher zu kommen? Bin ich bereit, diesen Schritt zu gehen?

Beenden Sie die Übung in Ihrer Zeit. Machen Sie sich Notizen. Sollten Sie einen konkreten Veränderungsschritt gefunden haben, dann führen Sie ihn möglichst in den nächsten 24 Stunden auch aus!

»Ich weiß, dass mein Leben nicht mehr lange dauert. Und ich kann jedem in dieser Situation nur raten: Mach, was dir Erfüllung bringt, selbst wenn es noch so verrückt ist.« So schreibt der Gärtnermeister Kurt Peipe in seinem Buch *Dem Leben auf den Fersen.* Anfang 2007 erhält er die Diagnose Darmkrebs im Endstadium. Er entschließt sich, seinen Lebenstraum zu verwirklichen und von Flensburg nach Rom zu wandern. Mit wenig Geld, körperlich sehr geschwächt, voller Schmerzen und mit künstlichem Darmausgang tritt er die lange, beschwerliche Reise an. Er macht viele beglückende Erfahrungen auf diesem Weg, bilanziert seine Vergangenheit und landet nach 166 Tagen schließlich nicht nur in Rom, sondern findet auch zu sich selbst. Er fühlt sich so fit wie noch nie in seinem Leben. Jeder Mensch habe doch einen Traum, schreibt er, etwas, was man tun wolle, wenn man endlich einmal Zeit habe. »Und wenn du nur noch vier Wochen zu leben hast, so fang trotzdem damit an. Das gibt dir ein solches Glücksgefühl, das wiegt alles andere auf.« (*Süddeutsche Zeitung,* 2010)

Krankheit muss nicht, kann aber ein Zeichen für Entfremdung von uns selbst sein. Auf jeden Fall sollte uns die Therapie zu uns zurückführen. Jeder einzelne Körperdialog, den ich in diesem Buch beschrieben habe, hat genau das zum Ziel. Wenn wir gezielt dafür sorgen, mehr Freude und Begeisterung zu empfinden und genau die Dinge tun, die dieses unterstützen, überwinden wir die Entfremdung und kommen in Übereinstimmung mit unseren wirklichen Bedürfnissen und unserem Wesenskern.

Nachdem wir unser Verhalten auf den Prüfstand gestellt und unseren Lebensstil überdacht haben, widmen wir uns nun einem heiklen, für den Heilungsprozess aber enorm wichtigen Thema: dem sekundären Krankheitsgewinn.

Die Bedürfnisse hinter einer Erkrankung entdecken und ernst nehmen

Keine Frage: Zunächst einmal ist es uns natürlich fast immer lästig, krank zu werden. Wir wollen so schnell wie möglich wieder gesunden und zu unserem normalen Alltag zurückkehren. Bei näherer, ehrlicher Betrachtung dürfte es uns aber nicht entgehen, dass die meisten Erkrankungen neben allen leidvollen Aspekten durchaus auch Vorteile für uns bieten. Wir werden zum Beispiel geschont und brauchen nicht zur Arbeit zu gehen. Wir kommen endlich zu einer wohlverdienten Ruhepause – ohne ein schlechtes Gewissen haben zu müssen. Wir erhalten Aufmerksamkeit und Zuwendung wie sonst selten. Wir können uns von lästigen Verpflichtungen mit guten Argumenten befreien, usw.

Wenn man von dem *Sekundären Krankheitsgewinn* spricht, reagieren einige Betroffene schnell mit Schuldgefühlen. Sie assoziieren damit, sie seien dann wohl selbst schuld an ihrer Erkrankung. Das ist damit natürlich nicht gemeint. Vermutlich ist niemand »schuld« daran, dass er erkrankt ist, und die Ursachen für die Erkrankung sind, wie schon gesagt, in der Regel vielfältig. Es ist auch nicht gemeint, dass man unbewusst extra krank geworden sei, um heimlich mehr Aufmerksamkeit, Ruhe usw. zu erhalten. Dennoch ist es sinnvoll, auszuschließen, dass ein in der Regel unbewusster Teil von uns an unserer Symptomatik festhält, weil er tatsächlich Interesse am Fortbestehen der Erkrankung hat. Schenken wir diesem Teil keine Aufmerksamkeit, riskieren wir, dass nicht alle unsere Anteile in Richtung Heilung gehen möchten. Ich rate deshalb dazu, unserer Symptomatik mögliche Motive für ihr Dasein zu entziehen, indem wir die Bedürfnisse, die unbewusst durch sie genährt werden, ernst nehmen und nach Alternativen zu ihrer Befriedigung suchen.

Ich schlage Ihnen vor, sich einmal einen Notizblock zur Hand zu nehmen und nüchtern die Vorteile aufzuschreiben, die Ihnen das Kranksein verschafft. Werden sie sich zum Beispiel bewusst, wie gut es einerseits auch tat, einmal drei Tage im Bett zu liegen und einfach nichts zu tun, dann können Sie das dringende Bedürfnis nach Ruhe und einfachem Dasein dahinter identifizieren. Jetzt können Sie überlegen, wie Sie diesem Bedürfnis in Zukunft mehr Raum geben möchten, ohne deswegen gleich krank werden zu müssen. Möglicherweise streichen Sie dann Tage in ihrem Kalender rot an als Erinnerung daran, dass Sie an diesen Tagen ganz frei nehmen möchten und keinerlei Verpflichtungen eingehen wollen. Oder Sie melden sich zum Beispiel für einen Meditationskurs an, bei dem Sie Raum und Zeit zum Nichts-Tun und einfachen Dasein finden.

ÜBUNG:
DIE BEDÜRFNISSE HINTER DER SYMPTOMATIK ENTDECKEN

Für diesen Körperdialog über den sekundären Krankheitsgewinn legen Sie Zettel und Stift bereit.

Suchen Sie zunächst eine angenehme Stelle im Körper. Beschreiben Sie das angenehme Gefühl mit ein paar Worten, Sätzen oder Bildern. Spüren Sie, wenn Sie bereit sind, zum Symptom hin und versuchen Sie, es freundlich wahrzunehmen.

Lassen Sie sich Zeit, sich folgende Frage zu stellen: Welche möglichen Vorteile gehen mit der Symptomatik einher (Schonung, Ruhe, Krank-Schreibung, Zuwendung, Entschuldigung, Distanz in der Partnerschaft usw.)? Notieren Sie diese Vorteile in Stichworten. Heißen Sie alle Vorteile willkommen, bewerten Sie diese nicht.

Welche Bedürfnisse von Ihnen könnten damit eventuell angesprochen sein? Zum Beispiel: Ich brauche dringend Ruhe und Nichts-Tun. Stellen Sie diese Frage an den Körper.

Wählen Sie jetzt das Ihnen am wichtigsten erscheinende Bedürfnis aus, falls mehrere aufgetaucht sind, und benennen sie es noch einmal.

Können Sie dieses Bedürfnis bejahen und willkommen heißen?

Entsteht ein Bild, Wort oder Satz dazu?

Während Sie dem Bedürfnis hinter dem Symptom freundliche Aufmerksamkeit schenken, können Sie wieder in Richtung Körpermitte fragen: Was passiert, wenn ich dieses Bedürfnis wirklich ernst nehme? Warten Sie ab, was von allein dazu innerlich auftaucht.

Bleiben Sie mit der Aufmerksamkeit im Brust- und Bauchbereich, während Sie sich fragen: Gibt es andere Wege, mein Bedürfnis zu befriedigen, als krank zu werden?

Stellen Sie sich vor, Ihnen gelingt es, das Bedürfnis auf einem anderem Weg geltend zu machen. Wie fühlt sich diese Vorstellung körperlich an? Wo spüren Sie das besonders? Welche Bilder tauchen dazu auf? Genießen Sie das Gefühl ausgiebig.

Beenden Sie die Übung, indem Sie sich fragen: Was war jetzt wichtig für mich? Was braucht es, damit ich das, was ich erfahren habe, annehmen und vor möglichen kritischen Stimmen schützen kann?

Schließen Sie die Übung in einer für sich guten Weise für sich ab.

Mein Schmerz hilft mir, Grenzen zu setzen

Christine ist Krankenschwester und leidet seit einigen Monaten an einer Schleimbeutel -Entzündung in der linken Schulter. Nach den Vorteilen der Entzündung befragt, antwortet sie:

»Der Schulterschmerz gibt mir Grenzen. Wenn ich in meinem Beruf als Krankenschwester arbeite, bleibt nicht mehr viel von mir übrig, so sehr verausgabe ich mich meistens dabei. Als ich einmal keine Schmerzen hatte, war ich ziemlich erschrocken zu merken, wie sehr mir die Grenzen fehlten. Mein Bedürfnis ist es, bei mir zu sein, Abstand zu haben und mir nicht mehr die Krankengeschichten der anderen anhören zu müssen.«

Ich lade Christine dazu ein, wahrzunehmen, wie sich das ganze Thema in ihrem Körper anfühlt.

»Wenn ich das innerlich auf mich wirken lasse, tritt Beruhigung ein. Mir ist aber auch gleichzeitig zum Weinen zu Mute. Etwas in mir fühlt sich verzweifelt an. (Pause) … Es ist so ein bekanntes Gefühl für mich, hinten anzustehen. ›Erstmal kommen die Anderen‹ hieß es immer, als ich klein war. Und wenn ich das jetzt in meinem Körper fühle, macht es mich wütend. Ich werde zum Kummerkasten für andere und niemand fragt mich danach, wie es mir geht! Während ich das spüre und darüber spreche, werde ich ganz schwer und energielos. Ich brüte irgendwie so vor mich hin mit meinem Schmerz und meinem Alleinsein. Der Schmerz in den Schultern ist wirklich die Legitimation für meinen Rückzug, aber glücklich bin ich damit nicht.«

Ich lade Christine ein, das Bedürfnis nach Abgrenzung ganz ernst zu nehmen und sich vor zu stellen, sie wäre schon geheilt, sie könne es geltend machen, ohne dafür Schmerzen haben zu müssen.

»Was passiert bei dieser Vorstellung innerlich?«

Sie atmet auf. »Das ist eine sehr befreiende Vorstellung. Ich würde erst einmal das Telefon und Handy ausstellen und schlafen. Innerlich wird es jetzt heller. Wenn ich geheilt wäre, wäre ich leistungsfähiger und könnte alles machen. Statt Schmerzen zu bekommen, würde ich bewusst Grenzen setzen und zu den anderen sagen: ›Nein, ich kann Euch jetzt nicht zuhören.‹ Bei der Vorstellung, bewusst Prioritäten zu setzen und nur das zu tun, was mir gut tut, verschwindet mein Schmerz in der Schulter! Im Körper fühle ich mich jetzt sehr kraftvoll. Die Überschrift zu diesem Lebensgefühl lautet: Ich weiß, was mir gut tut und ich weiß, was ich will und ich kann das auch umsetzen. Wenn ich mich diesen Satz fühlen lasse, kommt richtig viel Energie in den ganzen Körper. Dieser Satz gibt mir das Gefühl einer aufrechten Stärke!«

Der Prozess, die eigenen Bedürfnisse, die durch eine Symptomatik mit befriedigt werden, wahrzunehmen, braucht Zeit und sollte behutsam und vorsichtig angegangen werden. Es kann hilfreich sein, hierfür eine Focusing-TherapeutIn aufzusuchen, die Sie dabei begleitet, diese inneren Anteile aufzudecken und Sie darin unterstützt, nach konstruktiven Alternativen zur Befriedung zu suchen.

Manchmal kann die Erforschung des sekundären Krankheitsgewinns auch dazu führen, dass man eine Symptomatik bewusst akzeptiert, weil man vorläufig nur durch sie wichtige Bedürfnisse befriedigen kann. Lesen Sie dazu die Geschichte von Miriam:

Das Rheuma führt zu Auszeiten auf dem Sofa

Miriam hat ihr Leben lang viel gearbeitet und sich wenig geschont. Als allein erziehende Mutter von zwei Kindern musste sie sowohl für den Lebensunterhalt der Familie aufkommen als sich auch um Kinder und Haushalt kümmern. Vor vier Monaten wurde bei ihr eine rheumatische Arthritis diagnostiziert. Von Anfang an ist sie bewusst mit der Krankheit und den neuen Lebensumständen umgegangen. Sie hat vieles umgestellt, ihre Berufstätigkeit auf Halbtags reduziert, eine Haushaltshilfe eingestellt und sich mehr Auszeiten gegönnt. Jetzt möchte sie sicher gehen, dass nicht etwas in ihr an der Krankheit unbewusst festhält.

Deshalb schaut sie sich die Vorteile ihrer Symptomatik einmal ganz nüchtern an: »Mit dem Rheuma habe ich das durchschlagende Argument, mich zurückzuziehen und lästigen Verpflichtungen aus dem Weg zu gehen. Außerdem bin ich innerlich viel gesammelter. Sonst habe ich ja die Tendenz, mich im Außen zu verlieren. Seit der Erkrankung laufe ich nicht mehr jedem Mist hinterher. Ich bin weniger anhaftend, kann mehr abgeben und loslassen. Ich möchte dieses neue Bewusstsein gerne festigen und gleichzeitig die Schmerzen schrittweise wieder loswerden!«

Ich frage Miriam, um welches Bedürfnis es im Wesentlichen geht.

»Mein Bedürfnis ist es, Auszeiten für mich zu nehmen. Ich sehe mich in meinem Wohnzimmer zuhause auf dem Sofa liegen. Dort ist es warm und kuschelig. Ich trinke meinen Milchkaffee und lese oder höre einfach etwas Musik. Oder ich mache mir ein paar Notizen – das alles tue ich ganz bewusst. Entscheidend ist, dass ich agiere, und nicht reagiere. Es ist mal alles ganz allein für mich!«

Ich frage Miriam »Wenn Sie sich das so vorstellen, wie fühlt sich das innerlich an?«

»Ich empfinde Wärme im Bauch. Geborgen, wie in einem Nest. Es ist heil … heilsam … auch heilig. Es ist der Gegenentwurf zu dem, was ich bisher gelebt habe. Ich empfinde es auch als gerecht, dass ich da auf dem Sofa liege und nichts tue. Es hat etwas von Belohnung.«

Ich antworte: »Geborgen, heil und heilig und gerecht fühlt es sich an. Was braucht es, damit Sie dieses Bedürfnis ernst nehmen, ohne deswegen krank sein zu müssen?«

Miriam: »Ich finde, diese zwei Stunden kann ich mir immer nehmen. Wenn ich das mache, mache ich gleichzeitig etwas für meine Heilung. Vielleicht brauche ich im Moment meine Symptomatik, um diese neue Gewohnheit erst einmal zu etablieren. Mit der Zeit wird es vielleicht zu einem Ritual, für das ich dann nicht mehr krank zu sein brauche.«

Unterstützung erhalten

Wir Menschen sind soziale Wesen, die die Nähe anderer brauchen. Dies haben wir während des Corona-bedingten Lockdowns deutlicher denn je gespürt. Wenn wir krank werden, sind wir aber noch mehr als sonst auf andere angewiesen: auf Menschen, die für uns einkaufen, uns Tee kochen, zum Arzt fahren oder einfach als mitfühlende ZuhörerInnen für uns da sind. Erhalten wir diese Unterstützung und fühlen wir uns von unserer Umgebung geliebt, schütten wir einen ganzen Wohlfühlcocktail an Hormonen wie Dopamin, Oxytocin, Serotonin und Endorphine aus. Diese Hormone stärken unser Immunsystem, wirken entzündungshemmend und erhöhen die Anzahl unserer roten und weißen Blutkörperchen (Steptoe et. al. 2009).

So haben Menschen mit guten sozialen Bindungen eine deutlich höhere Lebenserwartung und ein geringeres Risiko, an Krebs zu erkranken, als solche, die sich weniger eingebettet fühlen. Bei einer Krebsdiagnose verlängert ein gutes soziales Umfeld zum Beispiel die Überlebenszeit um durchschnittlich 25 Prozent. Soziale Bindungen wirken sich sogar noch stärker auf unsere Lebenserwartung aus als Bewegung oder Ernährung. Dabei kommt es offenbar nicht so sehr auf die Anzahl der Unterstützungspersonen an: Es kann sich um einen Ehemann handeln, um zwei Freundinnen oder einen großen Freundeskreis. Entscheidender für die Gesundheit ist das Gefühl, emotional gut aufgehoben zu sein (Turner 2015).

Fehlt es uns an diesem Gefühl und an Unterstützung, so kann das verschiedene Ursachen haben. Vielen Menschen fällt es nicht leicht, Hilfe anzunehmen, weil sie schon als Kind allein zurechtkommen mussten oder selbst in einer helfenden Rolle für ihre Geschwister oder Eltern waren. Dann gibt es Menschen mit einem großen Freundeskreis, die sich trotzdem einsam fühlen. Die Zuneigung ihrer Umgebung ist für sie nicht spürbar, wenn diese Personen nicht anwesend sind oder wenn die Sympathie nicht ständig betont wird. Man nennt dies in der Psychologie das Fehlen von Objektkonstanz. Man kann die inneren Bilder der fürsorglichen, liebevollen Personen in deren Abwesenheit nicht aufrecht erhalten. Es kann aber auch sein, dass es tatsächlich kaum Menschen gibt, die sich um uns kümmern, wenn wir krank werden, sei es, weil wir unsere Beziehungen zu wenig gepflegt haben oder wegen äußerer Umstände, wenn wir zum Beispiel umgezogen sind und an dem neuen Wohnort kaum jemanden kennen. Hinzu kommt, dass wir in einer Kultur der Vereinzelung mit vielen Single-Haushalten leben. In anderen Kulturen werden kranke Personen möglichst in der Mitte des Wohnzimmers gebettet, sodass sie nicht allein sind, oder es werden Heilkreise initiiert, bei der für den oder die Erkrankten gebetet, getanzt oder gesungen wird. Solche Rituale gibt es bei uns zwar vereinzelt, sie sind aber nicht gängiger Teil unserer Kultur.

Das Gefühl mangelnden Aufgehoben-Seins hat also vielfältige Ursachen und ist Gegenstand von langjährigen Psychotherapien – und nebenbei bemerkt auch von Behörden wie dem Einsamkeitsministerium in England. Wie können achtsame Körperdialoge nun dabei helfen, angemessene Hilfe in Anspruch zu nehmen?

Monika, eine 53-jährige Klientin, leidet seit kurz nach ihrer Geburt unter Neurodermitis. Meine Frage, ob sie bei einem Facharzt in Behandlung sei, verneint sie. Das letzte Mal sei sie vor 25 Jahren bei einem Dermatologen gewesen. Ich biete ihr an, Kontakt zu einer mir bekannten Ärztin und Professorin herzustellen, die als Koryphäe auf diesem Gebiet gilt. Die Klientin lehnt dankend ab mit der Begründung: »Wer bin ich, um die Zeit dieser Person in Anspruch zu nehmen?«

Hier ist der Glaubenssatz aktiv: »Ich bin es nicht wert, die Hilfe einer renommierten Ärztin in Anspruch zu nehmen.« Ich bitte die Klientin, sich diesen Satz einmal vor sich – auf eine Wand geschrieben – vorzustellen, die Augen zu schließen und wahrzunehmen, wie dieser Satz auf ihren Körper wirkt.

»Bedrückend. Etwas in mir zieht sich zusammen. Ich kann kaum atmen.« Während sie bei den Körperempfindungen bleibt, taucht eine ganz frühe Erinnerung auf. Sie sieht sich als Säugling hilflos und ausgeliefert nach Hilfe schreien, die nicht kommt. Keiner merkt, wie es ihr geht. Sie hat das Gefühl, eine Zumutung zu sein. So fühle sie sich auch heute noch. Die Erkrankung sei doch eine Zumutung für ihren Mann und ihre Umgebung. Sie fühle sich schuldig, die ganze Sache nicht in den Griff zu bekommen.

Auf meine Frage hin, was sie denn damals als Säugling gebraucht hätte, taucht die Figur einer idealen Hebamme auf, die sie beschützt und hält. Sie stellt sich diese Figur in allen Einzelheiten vor. »Die Hebamme sagt zu mir: ›Nicht du bist eine Zumutung, sondern die Situation ist eine Zumutung‹« (atmet tief aus). »Ja, das passt! Jetzt fühle ich mich wieder frei und lebendig.«

Nun schlage ich Monika vor, den ursprünglichen Glaubenssatz auf der imaginären Wand einmal wegzuwischen und einen neuen Satz auszuprobieren: »Ich darf alle Hilfe annehmen, die es gibt.«

»Wie fühlt sich dieser Satz in Ihrem Körper an?« frage ich.

»Weit und hell! Wie ein Sechser im Lotto!« strahlt sie.

In der Sitzung darauf berichtet sie, dass sie einen Dermatologen aufgesucht hat.

»Ich musste aber erst meine Schuldgefühl überwinden, die Krankheit nicht in den Griff zu bekommen und eine Zumutung für andere zu sein, um entspannt zum Facharzt gehen und sein Behandlungskonzept annehmen zu können. Jetzt bin ich sehr dankbar für die tollen Medikamente, die er mir verschrieben hat. Sie erleichtern mein Leben und ich fühle mich wieder lebendig und energievoll.«

»Nimm alle Hilfe und Unterstützung an, die du bekommen kannst«, lautet ein Motto meines Meditationslehrers, Jack Kornfield. Dieses Motto sollte erst recht gelten, wenn wir erkranken. So empfiehlt der bekannte Psychoonkologe Carl Simonton Krebsbetroffenen, sich ein ganzes Unterstützungsteam zusammenzustellen: von Arzt/Ärztin, PsychotherapeutIn, PhysiotherapeutIn, ErnährungsberaterIn, HeilpraktikerIn, KörpertherapeutIn, MasseurIn oder SeelsorgerIn bis hin zu einer Selbsthilfegruppe (Simonton 1993).

Da eine ganzheitliche Genesung oft mit einer Veränderung unseres Lebensstils einher geht, wir uns aber meist nicht leicht damit tun, alte gesundheitsschädliche Gewohnheiten abzulegen, kann so ein Unterstützungsteam bei der Etablierung einer neuen gesundheitsförderlichen Lebensweise enorm hilfreich sein.

ÜBUNG:
EIN IDEALES UNTERSTÜTZUNGSTEAM ZUSAMMENSTELLEN

Führen Sie einen achtsamen Körperdialog zu dem Thema: *Mein optimales Unterstützungsteam* durch und stellen Sie sich dabei vor, Sie wären schon am Ziel, Sie hätten all die Hilfe, die Ihnen gut tut.

- Wer wäre Teil Ihres Teams? Welche Menschen und welche Professionen kämen darin vor?
- Was würden diese Menschen für Sie tun?
- Was würde Ihr optimales Unterstützungsteam nicht tun?
- Wie würden Sie sich fühlen, wenn Sie eine solches Team hätten?
- Wenn Hindernisse wie in dem obigen Beispiel auftreten, zum Beispiel Anteile, die nicht gut Hilfe annehmen können, dann widmen Sie sich liebevoll diesen Hindernissen und fragen Sie sich, was diese von Ihnen brauchen.

Am Ende können Sie sich fragen, was der nächste stimmige Schritt in Richtung eines solchen Teams wäre. Führen Sie diesen Schritt möglichst innerhalb von 24 Stunden auch aus.

Mir scheint es auch wichtig, die eigene Umgebung darüber zu informieren, welche Art von Unterstützung wir uns wünschen. Andere können nämlich nicht wissen, ob wir über unsere Erkrankung oder lieber über andere Themen sprechen möchten, ob uns ein täglicher Anruf oder ein Besuch willkommen ist, ob wir Behandlungstipps schätzen oder nicht und ob wir uns freuen würden, wenn uns jemand zum Arzt begleitet, für uns betet oder nicht. Wenn man sich selbst zu schwach fühlt, mit der Umgebung zu kommunizieren, oder wenn es einem schwer fällt, die eigenen Wünsch zu formulieren, kann man auch eine Vertrauensperson damit beauftragen, diese nach außen zu kommunizieren. In aller Regel wird sich unser Umfeld dankbar für eine solche Klarheit zeigen, da wir es damit von seiner eigenen Unsicherheit uns gegenüber entlasten.

Übersicht über die Übungen

Wir haben nun die wichtigsten Faktoren für einen Gesundungsprozess beleuchtet und unter die Lupe genommen. Es ist sinnvoll, die vorgeschlagenen Übungen einmal einzeln für sich durchzugehen. Hier ein Überblick, welche konkreten Übungen Ihnen nun zur Verfügung stehen:

VERZEICHNIS ALLER ÜBUNGEN

Die mit ➦ bzw. 🔊 gekennzeichneten Übungen finden Sie auch in unserem Arbor-Online-Center unter *www.arbor-online-center.de/v46od5*. Eine Einleitung führt Sie in die Übungen ein.

In der Praxis wird es übrigens häufig so sein, dass die genannten Übungen und Themen ganz organisch ineinanderfließen, wie ich es anhand des folgenden Beispiels illustrieren möchte:

Meine Migräne ist eine Maschine, die stinkt und pubst

Anke ist eine sehr kreative Künstlerin. Sie spielt Akkordeon, malt und fotografiert. Seit 15 Jahren leidet sie unter Migräne. Häufig schimpft ihr innerer Kritiker mit ihr: »Du machst irgendetwas falsch, sonst hättest Du sicher keine Migräne.« Zu diesem Vorwurf gesellt sich bei akuten Anfällen gerne noch die Mahnung: »Du solltest dein Leben einfach besser unter Kontrolle haben!« *(Gedanken über die Krankheit)*. Tritt dieser Kritiker-Chor auf den Plan, verliert sie regelmäßig ihren *Freiraum* und fühlt sich niedergeschlagen. Um den Freiraum wieder herzustellen, lade ich sie ein, einen *Guten Ort* im Körper zu finden.

»Mein linker Fuß – dort fühle ich mich leicht und unbeschwert.«

Von dort aus denkt sie an das Thema Migräne und spürt, wo sie es im Körper gerade wahrnimmt *(Felt Sense):* »Ein dumpfes Gefühl im Kopf«.

Ich lade sie ein, noch mehr *Freiraum* zu schaffen, indem sie sich vorstellt, die Migräne sei ein Gegenstand, den sie dann rausstellen kann.

»Ich sehe eine Maschine, die stinkt und pubst vor mir. Ja, die will ich gerne rausstellen. Und zwar in eine Maschinenfabrik. Da hat sie wenigstens eine Funktion«, lacht sie erleichtert. »Jetzt habe ich die Idee, meine *Ideale Heilerin* zu Rate zu ziehen. Ich sehe sie vor mir, sie sagt aber nichts. Sie hält mich einfach.«

Anke legt ihre eigene Hand auf die Stirn *(Selbstberührung)* und atmet erleichtert auf. »Jetzt kann ich mich wirklich fallenlassen. Als ich mich vorher wegen der Migräne ausgeruht habe, war es keine richtige Erholung. Selbst meine Entspannung stand immer im Dienste von irgendetwas. Mit der Heilerin, die mich hält, kann ein richtiger ›Reset‹ meines Körpers stattfinden.« (Sie verweilt in *absichtsloser Aufmerksamkeit)*. Sie wird sehr ruhig und bleibt bis zum Ende der Sitzung in in tiefer Entspannung.

In den darauf folgenden Wochen berichtet sie, wie außerordentlich heilsam diese Sitzung für sie war. Die Migräne sei zwar nicht restlos verschwunden, aber sie habe viel mehr Distanz zu den Symptomen. Sie beschimpfe sich jetzt auch nicht mehr, wenn sie einen Anfall habe.

Gesundheitsplan

An dieser Stelle macht es Sinn, Ihren persönlichen Gesundheitsplan mithilfe des Fragebogens im Arbor-Online-Center unter www.arbor-online-center.de/v46od5 zu erstellen.

GESUNDHEITSPLAN ➦ MEINES IDEALEN ARZTES/MEINER IDEALEN HEILERIN

Am sinnvollsten ist es, wenn Sie diesen Gesundheitsplan erst dann ausfüllen, wenn Sie die jeweiligen Übungen aus dem Buch durchgeführt haben. Nehmen Sie die Position ihres *Inneren Arztes* oder Ihrer *Inneren Heilerin* ein. Lassen Sie sich einen Moment Zeit, in diese Teilperson zu schlüpfen, indem Sie sich in Ihrer Vorstellung mit deren Eigenschaften verbinden. Verbinden Sie sich auch mit Ihrem tiefen Wunsch nach ganzheitlicher Gesundheit. Achten Sie dabei darauf, offen für Ihre innere Weisheit zu sein und sich selbst mitfühlend und liebevoll zu begegnen.

Während Sie sich mit Ihrem *Inneren Arzt,* Ihrer *Inneren Heilerin* verbinden, schreiben Sie aus Ihrem inneren Wissen um Genesung heraus einen Gesundheitsplan, der Ihnen helfen soll, entweder Ihr Symptom/Ihre Krankheit zu heilen oder besser damit zurecht zu kommen oder Ihre Gesundheit und Lebensenergie insgesamt zu stärken. Vertrauen Sie dem, was intuitiv in Ihnen aufsteigt. Bewerten und zensieren Sie nichts und bleiben Sie so ehrlich wie möglich. Niemand außer Ihnen braucht Ihren Plan zu lesen. Auch müssen Sie nicht sofort alles umsetzen, was Sie notieren.

ALLGEMEIN

Was möchte mein *Innerer Arzt,* meine *Innere Heilerin* mir zunächst allgemein sagen oder vermitteln in Bezug auf meine Symptomatik?

GEDANKEN UND EINSTELLUNGEN

Welche Einstellungen/Gedanken über meine Erkrankung wären wirklich hilfreich? (Kontrollierbarkeit, Dauer, Ursache, Sinn betreffend usw.)

UMGANG MIT GEFÜHLEN

Welche Gefühle in Bezug auf meine Symptomatik stehen im Vordergrund? (Angst, Wut, Hoffnungslosigkeit, Hilflosigkeit usw.)

Wie möchte ich mit diesen Gefühlen umgehen, welcher Umgang wäre heilsam?

BEDÜRFNISSE HINTER DER SYMPTOMATIK BEFRIEDIGEN

Welche positiven Aspekte haben meine Beschwerden? (Schonung, Entschuldigung, Zuwendung, Zeit für mich, Ruhe, Distanzschaffung etc.)

Was kann ich tun, um diese Bedürfnisse anders zu befriedigen, als dafür krank zu sein?

VERHALTEN UND LEBENSSTIL

Was kann ich selbst dafür tun, um gesund zu werden? (Bewegung, Ernährung, Schlaf, Ruhe und Entspannung usw.)

Welche äußeren Umstände meines Lebens kann ich ändern, um meine Gesundheit positiv zu unterstützen? (Arbeit, Beziehung, Umgebung, Wohnung, usw.)

Welche Änderung meines Lebensstils würde meine Lebensfreude und Gesundheit nachhaltig verbessern?

UNTERSTÜTZUNG SUCHEN

Wäre es gut, mir weitere Unterstützung zu suchen und möglicherweise sogar ein Team zusammen zu stellen? (Arzt/Ärztin, HeilpraktikerIn, PhysiotherapeutIn, AkupunkteurIn, Personal-Trainer, ErnährungsberaterIn, PsychotherapeutIn, Selbsthilfegruppe usw.)

BEZIEHUNGEN

Was kann ich tun oder lassen, um mich in meinen Beziehungen glücklicher zu fühlen und meine Gesundheit zu schützen? (z. B. aufhören, andere retten zu wollen, Freundschaften pflegen, Verletzlichkeit zulassen, authentischer sein usw.)

SINN FINDEN/SPIRITUALITÄT

Was rät mir meine *Innere Heilerin* in Bezug auf meine Spiritualität? Was kann ich tun oder lassen, um mehr Sinn in meinem Leben zu finden und mich wirklich verbunden zu fühlen? (Meditation, Bücher, Lehrerinnen finden, Rituale, Gebet, sich für wohltätige Zwecke engagieren usw.)

WAS IST DAS WICHTIGSTE?

Gibt es noch einen allgemeinen Rat, den mein *Innerer Arzt,* die *Innere Heilerin* mir in Bezug auf meine Gesundheit geben möchte? Was ist in diesem Zusammenhang das Wichtigste von allem?

Möchte mein Symptom noch etwas hinzufügen?

Zur Umsetzung des Gesundheitsplans

Nachdem Sie Ihren Plan aufgeschrieben haben, rate ich Ihnen, die ersten Schritte innerhalb von 24 Stunden in die Tat umzusetzen, denn sonst besteht die Gefahr, dass die Energie verpufft.

- Welchen Schritt setze ich jetzt gleich um?
- Welche praktischen Schritte möchte ich innerhalb der kommenden Woche umsetzen?

Wenn Sie sich noch nicht dazu bereit fühlen, Teile Ihres Gesundheitsplans auch in die Praxis umzusetzen, kann es daran liegen, dass Sie Ihre Einsichten noch nicht tief genug fühlen, dass der richtige Zeitpunkt dafür noch nicht gekommen ist, dass Ihnen dabei Unterstützung fehlt, dass Ihr innerer Schweinehund am Werk ist oder dass Sie den Preis, den Sie zahlen müssten, um gesünder zu werden, jetzt nicht zahlen möchten. Häufig müssen wir uns für unsere Genesung auch aus unserer Komfortzone heraus bewegen und sind dazu nicht bereit. In einem Geschenkladen entdeckte ich ein Holzschild mit der Aufschrift »Wenn das die Lösung ist, will ich mein Problem zurück«. Auch das wäre völlig legitim!

Dieser Plan soll keinen neuen Leistungsdruck erzeugen, sondern Ihnen Ihre innere Richtschnur verdeutlichen, Ihre Lebensfreude stärken und Sie inspirieren. Deshalb ist es auch besser, ihn Schritt für Schritt umzusetzen und die vielen kleinen Schritte in Richtung Gesundheit zu würdigen, als gleich alles auf einmal verändern zu wollen.

Achten Sie auch bei den Umsetzung auf das, was sich stimmig anfühlt und was nicht. Gleichzeitig kann es sehr hilfreich sein, sich eine vertraute Person zu suchen, der Sie Ihren Plan ganz oder teilweise vorlesen und die Sie darum bitten, Sie bei der Umsetzung zu unterstützen.

Ich wünsche Ihnen Freude, Entschlusskraft und Ausdauer bei der Umsetzung Ihres Plans!

Was Sie von einem achtsamen Körperdialog erwarten dürfen

In aller Regel bewirkt ein achtsamer Körperdialog unmittelbar spürbare Veränderungen: Man fühlt sich entspannter, friedvoller und mehr mit sich in Einklang. Ich habe es nicht selten erlebt, dass nach einer einzigen Sitzung auch ein langwieriges Symptom wie zum Beispiel eine Sehnenscheidenentzündung zum Erstaunen des oder der Betroffenen komplett verschwunden ist. Dies kann entweder unmittelbar während eines achtsamen Dialoges oder noch einige Tage danach geschehen. Genauso gut kann es aber sein, dass die Symptomatik lediglich gelindert ist.

Erstens ist es wichtig, dass wir dann auch die kleinen Schritte in Richtung Heilung würdigen. Dinge, die nachhaltig sind, reifen häufig langsam und stetig.

Zweitens können wir uns fragen, ob wir bereits alle Aspekte des Krankheitsgeschehens, so wie ich sie in Kapitel 8 erörtert habe, berücksichtigt haben.

Drittens brauchen wir Geduld und Ausdauer und dürfen dabei unser Ziel der Heilung nicht aus den Augen verlieren. An der eigenen Heilung mitzuwirken bedeutet häufig auch, mit unseren Gewohnheiten zu arbeiten. Diese haben eine fast magnetische Wirkung auf uns und es braucht ernsthafte Entschiedenheit und Ausdauer, um sie zu verändern. Wenn zum Beispiel bei einem achtsamen Körperdialog das Symptom zu uns gesagt hat, es wünsche sich mehr Ruhe in unserem Leben, dann leuchtet das meistens unmittelbar ein, wir nicken und fühlen uns erleichtert. Es ist eine zweite Sache, diesen Wunsch nach Ruhe auch konsequent in unseren Alltag zu integrieren, weniger Verpflichtungen anzunehmen und gezielt Auszeiten einzuplanen. Hier können sich eventuell neue Konflikte ergeben, die dann weiterer innerer Dialoge bedürfen, damit wir schließlich auch in unserem Handeln zu innerer Klarheit gelangen.

Aus der Schulmedizin sind wir gewohnt, dass Symptome schnell durch Medikamente oder Eingriffe verschwinden können. Streben wir Heilung aber in einem ganzheitlichen Sinne an, bei der es nicht nur um Symptome, sondern auch um deren mögliche Lebensbezüge geht, brauchen wir manchmal mehr Zeit. Wenn also nach ein oder zwei achtsamen Körperdialogen das Symptom oder die Erkrankung immer noch vorhanden sind, bedeutet dies keinesfalls, dass die Methode bei Ihnen nicht wirksam sein kann. Aus meiner Erfahrung wirkt sich jede einzelne Sitzung positiv auf das Gesamtbefinden und die Gesundheit aus und es ist wichtig, auch die kleinen Schritte in Richtung Heilung wert zu schätzen.

Natürlich gibt es auch chronische Erkrankungen, die nicht heilbar sind. Hier führen die achtsamen Körperdialoge in aller Regel zu einem heilsamen Abstand und einer akzeptierenden Einstellung bezüglich der eigenen Beschwerden Man fühlt sich mehr mit sich im Reinen, ganz oder heil, obwohl man auf rein körperlicher Ebene Symptome haben mag. Das Gute dabei ist: die achtsamen Körperdialoge entsprechen einer Goldenen Regel der Westlichen Medizin »Zuerst einmal nicht schaden«. Sie sind frei von Nebenwirkungen. Solange man auf Freiraum achtet, kann man eigentlich nichts damit falsch machen oder gar Dinge verschlimmern. Und: sie sind immer für eine Überraschung gut. Sehr häufig kommen wir auf etwas vollkommen Neues, verstehen Zusammenhänge besser und haben frische Ideen darüber, was für unsere Heilung wichtig wäre.

Daniel, ein Klient, der unter Polyarthritis leidet, fasst es so zusammen: »Wenn es um den heilsamen Umgang mit meiner Krankheit geht, taucht bei mir das Bild eines Beckens voller Schlamm auf. Ich muss einmal da durchtauchen, ganz körperlich Kontakt damit aufnehmen und mir den Schlamassel nicht nur ansehen, sondern auch spüren und ertragen. Das hat dann eine wahnsinnige Ventilfunktion. Der Schlamassel ist nicht nur die Symptomatik, sondern auch alles, was sich drum herum rankt: Die Gedanken, Erinnerungen, Gefühle und Bedeutungen. Meine Gewohnheit ist es, das Becken zu vermeiden, es weg zu schieben und mir dann

Schlimmes gut zu reden. Tue ich das und tauche ich nicht hindurch, bleibt der Schlamassel aber irgendwie weiter da, subkutan oder unterirdisch, die Krankheit kann nicht wirklich geheilt werden. Für mich ist es dabei wichtig, eine gute Begleitung beim Tieftauchen zu haben!«

Und was sagt die Forschung?

Mittlerweile sind einige Forschungsarbeiten über Focusing bei körperlichen Erkrankungen publiziert worden, von denen ich nur einige exemplarisch benennen möchte.

Diane von Kopp (2008) hat zum Beispiel ein Schmerzbewältigungsprogramm auf Grundlage von Focusing untersucht. Ergebnis war, dass sich sowohl das Wohlbefinden wie auch die Bewältigungsstrategien der Teilnehmenden verbesserten. Eine andere Studie über Focusing mit Krebspatienten (Grindler-Katonah 2012) konnte zeigen, dass Focusing zu einer signifikant verbesserten Einstellung gegenüber dem eigenen Körper und zu einer geringeren Depressionsneigung im Vergleich zur Kontrollgruppe führte.

Judith Jahn (2014) untersuchte in einer Forschungsarbeit, ob partnerschaftliches Focusing bei der Bewältigung chronischer Erkrankungen hilft. Ergebnis war, dass die ProbandInnen weniger Stress- und Angsterleben, eine veränderte subjektive Wahrnehmung ihrer Erkrankung, eine bessere Fähigkeit zur Bewältigung von Emotionen und eine Besserung oder sogar Heilung ihrer körperlichen Symptomatik aufwiesen. In ihrer als Buch veröffentlichten Studie finden Sie auch eine Übersicht weiterer Forschungsarbeiten zu dem Thema Focusing bei körperlichen Erkrankungen.

Eine mögliche Erklärung, warum ein achtsamer Körperdialog immer wieder auch zu einer Linderung oder sogar Heilung der Symptomatik führt, hat damit zu tun, dass unser vegetatives Nervensystem viele wichtige Lebensvorgänge steuert wie zum Beispiel Atmung, Verdauung, Blutdruck und Stoffwechsel und auch an der Steuerung unseres Immunsystems mit beteiligt ist. Der Parasympathikus, eine der Hauptkomponenten unseres autonomen Nervensystems, bremst Entzündungsvorgänge durch die Ausschüttung von Acetylcholin. Entzündungsprozesse sind aber an der Entstehung der meisten chronischen Erkrankungen beteiligt, und unser Parasympathikus ist immer dann aktiv, wenn wir entspannt sind. Ein achtsamer Körperdialog, wenn er gelingt, induziert eine Entspannungsreaktion, die wiederum einen sogenannten *anti-inflammatorischen*, also entzündungshemmenden Reflex auslösen kann.

Interessant finde ich in diesem Zusammenhang auch die neueren Erkenntnisse zu Aha-Erlebnissen, die ja das Ziel von achtsamen Körperdialogen sind. Durch das achtsame Wahrnehmen und Formulieren unseres inneren Erlebens, des *Felt Sense,* möchten wir heilsame und wirksame Einsichten, *Felt Shifts* genannt, über den Weg zur Gesundheit gewinnen. Im Moment einer solchen neuen Einsicht, so die Forscher Kounios und Berman (2015), kann man mithilfe von Elektroden einen plötzlichen Ausbruch hochfrequenter EEG-Aktivität in unserem Gehirn erkennen, auch als *Gamma-Wellen* bekannt. Im Zustand von Gamma-Gehirnwellen können wir komplexe Zusammenhänge verstehen, fühlen uns wach, glücklich und verbunden mit uns und unserer Umgebung. Eine sehr tiefe Meditation, bei der unser Erleben als ein von der Umwelt getrenntes Ich verschwindet, kann zum Beispiel auch Gamma-Gehirnwellen induzieren. Im Moment einer Einsicht entsteht außerdem ein verstärkter Blutfluss im rechten Temporallappen, der auch an der Herstellung von Verbindungen zwischen Vorstellungen beteiligt ist. Es handelt sich also um eine Aktivität in der rechten Gehirnhälfte, die für kreative Ideen und Zusammenhänge zuständig ist. So sind also auch *Felt Shifts* Phänomene, die sich in der Hardware unseres Gehirns widerspiegeln.

KAPITEL 10

Körperdialoge aus der Perspektive der Therapeutin / des Therapeuten

Das wichtigste Instrument des Arztes ist die eigene Persönlichkeit.
DAVID SACKETT, Begründer der Achtsamkeitsbasierten Medizin

Egal ob Sie nun Arzt oder Ärztin, PsychotherapeutIn, OsteopathIn, KrankenpflegerIn, MusiktherapeutIn, Alexandertechnik-LehrerIn oder HeilpraktikerIn sind: Sie können Focusing mit jeder beliebigen Methode kombinieren! Gendlin sagte einmal ganz unbescheiden: »Alles wird besser mit Focusing.« Es leuchtet ein, dass wir als Helfende immer effektiver sein können, wenn wir mehr bei uns und mit großen Ressource unseres intuitiven Körperwissens verbunden sind, als wenn dies nicht der Fall ist.

Immer wieder kommen TeilnehmerInnen aus helfenden Berufen in meine Seminare, die rasch noch Achtsamkeit und Focusing als bloße Technik lernen möchten, um sie dann umgehend ihren PatientInnen weiter vermitteln zu können und das gleich auf ihrem Praxisschild kundzutun. Diese Technik- oder Methodenorientierung entspricht einem Verständnis von Therapie als einem Handwerk, bei dem die/der Helfende plant, beabsichtigt und weiß, wo es längs geht. Natürlich vermittle auch ich Techniken, denn jede Heilkunst hat auch handwerkliche Aspekte, die man beherrschen muss und von denen der Heilungserfolg mit abhängt.

Bei Focusing, das auf der Haltung von innerer Achtsamkeit basiert, sind die Techniken aber zweitrangig.

Es geht eigentlich nicht darum, sich noch mehr Techniken anzueignen, sondern eher darum, sie wieder loszulassen. Es handelt sich eher um ein Ver-lernen als ein Dazu-lernen. Wer sich auf Focusing und innere Achtsamkeit wirklich einlassen will, muss dies als ganze Person tun. Denn erst, wenn ich mit mir selbst in einem achtsamen Kontakt bin, kann ich andere darin anleiten, in sich hinein zu lauschen.

Aus meiner Erfahrung genießen übrigens die allermeisten professionelle HelferInnen den achtsamen Kontakt mit sich selbst so sehr, dass es keiner großen Überzeugungskraft von meiner Seite bedarf, Gedanken an Methoden und Techniken für ihre PatientInnen zunächst einmal ganz zurückzustellen.

Focusing und innere Achtsamkeit ist nicht noch eine Technik, die ich neben anderen hin und wieder einmal einsetze. Es verändert uns in erster Linie als Person, in der Art, wie wir da sind. Die achtsame Art des Daseins als TherapeutIn oder Arzt/Ärztin läuft dem, was wir in vielen anderen Ausbildungen lernen, in vielerlei Hinsicht gegen den Strich:

Statt sofort Lösungen oder Antworten zu bieten, begeben wir uns als Helfende oder BegleiterIn in einen Raum des Nicht-Wissens!

Statt Probleme über den Verstand lösen zu wollen, arbeiten wir mit der körperlichen Resonanz der Probleme.

Statt nach Standardmethoden oder Konzepten vorzugehen, lassen wir uns unvoreingenommen von dem überraschen, was unsere körperliche Resonanz uns im jeweiligen Moment mitteilt. Zu unserer Ratio nehmen wir unser Herz- und Bauchgefühl hinzu und lassen uns von ihm leiten, selbst wenn es zunächst gar keinen Sinn zu ergeben scheint. Statt Ziele erreichen oder Symptome sofort verschwinden lassen zu wollen, üben wir uns in absichtsloser Aufmerksamkeit und verweilen darin auch bei schwierigen Empfindungen.

Statt die Aufmerksamkeit nur auf die Beschwerden zu richten, gilt unser Hauptinteresse der Beziehung zu den Beschwerden.

Statt uns hinter einer professionellen Rolle zu verstecken, sind wir einfach als Menschen da, auch mit unserer Verletzlichkeit, Hilflosigkeit und selbst mit unserem zeitweise Nicht-weiter-Wissen, das wir dann ganz ehrlich kommunizieren dürfen.

Statt Patienten schlicht in die Schublade einer Diagnose zu stecken, öffnen wir uns für die Einmaligkeit dieser Person, Situation und Erkrankung.

Statt uns auf die Defizite unseres Gegenübers zu beziehen oder seine Krankheit zu bekämpfen, richten wir unser Augenmerk gezielt auf seine Gesundheit und spürbare Lebendigkeit.

Statt zu denken, wir seien getrennte Wesen, die sich in ihren Rollen als HelferInnen und PatientInnen begegneten, spüren wir, dass wir zutiefst miteinander verbunden, eine untrennbare Einheit sind. Aus dem Bewusstsein dieser Verbindung heraus geschieht nach meiner Erfahrung der eigentliche Prozess der Heilung.

Diese Art des Seins ist zwar in unserer Gesellschaft nicht gerade üblich, dennoch ist sie eigentlich nichts Besonderes. Sie entspricht dem ganz natürlichen Zustand unseres Bewusstseins und fühlt sich deshalb für alle Beteiligten so enorm heilsam an. Gendlin sagt, es braucht als Begleitung niemand Besonderen. Man muss nicht besonders klug oder gar normal sein. Das wäre schwierig! Man muss einfach nur da sein, als Mensch auf dem Sessel sitzen.

Tatsächlich fällt es Laien häufig sogar leichter, einen achtsamen Körperdialog zu begleiten, da sie sozusagen wissen, dass sie nichts wissen! Professionelle HelferInnen haben meist schon ihre Konzepte und Methoden, die ihnen eine scheinbare Sicherheit vermitteln. Es kann schwieriger sein, wenn man schon »ExpertIn« ist, sich dieser Konzepte nicht sofort zu bedienen und stattdessen vollkommen offen zu werden und zu lauschen.

Eine Studie über Heilungserfolge bei Psychotherapie hat gezeigt, dass meditierende TherapeutInnen sehr viel bessere Ergebnisse erzielen als Nicht-Meditierende – selbst wenn die KlientInnen gar nicht darüber informiert sind, ob ihr jeweiliger Therapeut oder ihre Therapeutin nun meditiert oder nicht (Grepmair 2007).

Das bedeutet, dass das Ergebnis unserer Behandlung letztlich mehr von der Qualität unseres Bewusstseins während der Therapie abhängt als von den eingesetzten Techniken oder Methoden. Es macht einen großen Unterschied aus, ob ein Arzt/eine Ärztin PatientInnen in einer medizinisch-technischen Haltung gegenübertritt oder ihnen mit mitfühlender Achtsamkeit begegnet. Ohne Achtsamkeit sind die Gedanken der Ärztin vielleicht mit der Diagnose, möglichen Therapievorschlägen oder ganz anderen Dingen beschäftigt, während sie zuhört. Ist sie aber präsent, offen und wertschätzend, fühlt sich der Patient gesehen und verstanden. So kann sich der Raum für Heilung bei letzterem öffnen.

Kultivieren wir die Haltung der inneren Achtsamkeit durch Meditation, dann sind wir weniger Ich-zentriert. Dazu gehört auch, ehrfürchtig zu sein und Heilungserfolge nicht uns selbst zuzuschreiben. Wir können eine andere Person nicht wirklich heilen. Wir können nur Raum dafür geben, dass Heilung geschehen kann. Mit dieser Haltung sind wir auch vor Misserfolgsdenken geschützt, wenn zum Beispiel ein achtsamer Körperdialog nicht das gebracht hat, was wir uns davon erhofft haben.

Für die achtsamen Körperdialoge kultivieren wir ein meditatives Bewusstsein. Das ist die Grundlage des Beziehungsangebotes an unsere PatientInnen.

Ein achtsames Beziehungsmodell für die Mind-Body-Medizin

Aus der Psychotherapie-Forschung ist bekannt, dass die Beziehung von KlientInnen zu ihren TherapeutInnen wichtiger, weil wirksamer ist als die angewandten Methoden. In der medizinischen Literatur können wir auch lesen, dass der Arzt/die Ärztin die eigentliche Medizin sei. Wie kann ich als Ärztin/Arzt oder TherapeutIn die Beziehung so gestalten, dass sie Heilung fördert? Wie mache ich mich und mein Beziehungsangebot zu einer wirksamen Medizin?

»Die Ärztin war offen, warmherzig, mitfühlend und geduldig«, berichtet eine Patientin mir voller Dankbarkeit. »Das hat es mir in dem Moment ermöglicht, auch einmal mitfühlend und geduldig gegenüber meinen Schmerzen zu sein.« Diese Ärztin strahlte schon allein durch die Art ihres Daseins eine heilsame Wirkung aus. Ihre warmherzige und mitfühlende Art übertrug sich auf die Patientin und deren Verhältnis zu ihren Beschwerden.

Möchte ich, dass meine Patientin achtsam sich selbst gegenüber wird, dann beginne ich paradoxerweise bei mir selbst, denn meine innere Beziehung spiegelt sich im Außen. Nehme ich mich selbst sensibel, freundlich, offen, wertschätzend und mitfühlend wahr, kann ich auch meinen Klienten oder meine Patientin so sehen und das macht es ihnen wiederum möglich, sich selbst und ihre Symptomatik auf diese Weise zu erleben.

Ich schlage deshalb folgendes Beziehungsmodell für die Psychosomatik vor, das sich an das Beziehungsmodell von Carl Rogers für die *Klientenzentrierte Psychotherapie* anlehnt:

DIE THERAPEUTIN/DER THERAPEUT IN BEZIEHUNG ZU SICH SELBST

- Ich achte immer wieder darauf, in meinen eigenen Freiraum zurückzukommen. Wenn mein Freiraum verloren gegangen ist, hat es für mich Priorität, diesen wieder herzustellen.
- Ich registriere und akzeptiere alle aufkommenden inneren Erfahrungen, auch Ärger über die Patientin oder den Klienten, Ungeduld, Ohnmachtsgefühle usw.
- Ich reagiere auf eigene Schmerzen, schwierige Gefühle usw. mit Selbstmitgefühl statt mit Selbstabwertung oder Kritik.
- Ich bleibe mit 50 % meiner Aufmerksamkeit bei mir selbst, spüre immer wieder, was meine innere Resonanz auf den Patienten/die Klientin ist und handle aus dem eigenen *Felt Sense* heraus. Ich vertraue meiner Intuition.

- Anfänger-Geist: Ich bleibe offen und bin bereit, nicht zu wissen. Ich habe meine Konzepte und Methoden, die lege ich aber neben mich und lasse sie nicht zwischen mich und die PatientInnen kommen!
- Die Heilung geht nicht von mir aus. Ich stelle einen Raum der Aufmerksamkeit zur Verfügung, in dem PatientInnen ihren eigenen körperlichen Impulsen folgen können.

DER THERAPEUT/DIE THERAPEUTIN IN BEZIEHUNG ZU PATIENTINNEN

- Ich schenke dir zunächst absichtslose, akzeptierende Aufmerksamkeit, ebenso deinem Symptom und deinen Beschwerden. Erst wenn wir die gegenwärtige Situation bejaht, gefühlt und akzeptiert haben, folgen daraus heilsame Handlungsschritte.
- Ich fühle mit dir mit, ohne in Mitleid zu versinken oder dein gesundes Potential zu vergessen.
- Ich begleite dich, wenn du das möchtest, die individuelle Bedeutung deiner Beschwerden und Symptome mithilfe innerer Achtsamkeit zu erforschen und für dich stimmige Therapie-Entscheidungen zu treffen. Wenn du das nicht möchtest, akzeptiere ich das vollkommen.
- Nicht-Wissen: Ich berate dich, stelle dir mein Wissen zur Verfügung, mache Therapievorschläge und respektiere, dass letzten Endes nur du (dein *Felt Sense*) weiß, was in diesem Moment wirklich stimmig für Dich ist.
- Ich begleite dich, wenn du möchtest, mithilfe achtsamer Körperdialoge, die für dich stimmige Therapieentscheidung zu treffen.
- Meine Aufmerksamkeit gilt genauso deiner Gesundheit, Lebendigkeit und deinem gesundem Potential wie deinen Beschwerden. Ich setze dich innerlich nicht mit deiner Krankheit gleich.
- Ich vertraue der Fähigkeit deines Organismus zur Selbstheilung und bin zuversichtlich, dass die von mir angewendeten Methoden wirksam sind.

DIE PATIENTIN/DER PATIENT IN BEZIEHUNG ZU SICH UND SEINEM SYMPTOM

Das Ziel der Behandlung

PatientInnen wollen in der Regel ihr Symptom zunächst nur loswerden. Gleichzeitig sind sie damit identifiziert. Sie lernen durch das ihnen entgegengebrachte Beziehungsangebot:

- Sein(e) Symptom und Beschwerden anzunehmen
- Das Symptom zu verstehen, seine Bedeutung zu erforschen
- Sich zu dis-identifizieren (ich bin mehr als zum Beispiel der Krebs; er ist nur ein Teil von mir (Partialisieren)
- Selbstverantwortung für die eigene Gesundheit zu übernehmen
- Dem Körper und seinem ihm innewohnenden Potential zur Gesundung zu vertrauen und das zu tun, was sein *Felt Sense* ihm sagt
- Als Resultat eines achtsamen Beziehungsangebotes nehmen PatientInnen sich selbst als »Ganzheit« wahr. Seelisches, körperliches und spirituelles Erleben sind nicht mehr getrennt voneinander.

Dieses Modell möchte noch einmal verdeutlichen, dass die achtsame Beziehung der TherapeutInnen zu sich selbst die Grundlage des Körperdialoges ist. Erst dann und darauf aufbauend können sie ihren PatientInnen das spezifische Beziehungsangebot machen.

Das hier beschriebene Beziehungsmodell beschreibt einen Idealzustand, der uns als TherapeutInnen Richtung und Orientierung geben kann, den wir aber nie ganz erreichen werden. Wir bemühen uns um diese Art von Beziehung zu uns und unseren PatientInnen, oft wird die Realität aber anders aussehen. Wir werden zum Beispiel immer wieder unseren Freiraum verlieren, ungeduldig werden oder uns und andere abwerten. Alles, was zwischen uns und dem angestrebten Beziehungs-Ideal liegt, darf jedoch da sein und ist wichtig für den Prozess. Wenn es benannt wird, führt es in der Regel zu mehr Verständnis und zu weiteren wichtigen Schritten im Heilungsprozess.

Im Folgenden möchte ich einige der im Modell erwähnten Haltungen näher erläutern.

Freiraum, schöpferisches Zuhören und Intuition

Im Folgenden möchte ich einige der im Modell erwähnten Haltungen näher erläutern.

Freiraum als Voraussetzung für Effektivität

Als Ärztin/Arzt oder TherapeutIn konsequent auf den eigenen Freiraum zu achten ist nicht selbstverständlich. Gerade Angehörige medizinischer Berufe sind hohen Anforderungen ausgesetzt, die ihren Freiraum häufig massiv beeinträchtigen. Die ständige Konfrontation mit Krankheit und Leiden, Schichtdienste, der Umgang mit schwierigen PatientInnen, mangelnde Führungskompetenzen in Hierarchien und die zunehmende Bürokratisierung ihres Alltags sind nur einige Faktoren, die dazu führen, dass Burnout-Syndrom, Depression und Suizidrate bei MedizinerInnen ein Besorgnis erregendes Ausmaß angenommen haben. Hinzu kommen überhöhte Selbstideale in Bezug auf Therapieerfolge und Fürsorglichkeit gegenüber Patienten (Lippmann, F. 2012).

Es hat mich immer mit einer Mischung aus Erstaunen, Bewunderung und Mitgefühl erfüllt zu erleben, dass ÄrztInnen, mit denen ich auf einer Station zusammengearbeitet habe, selbst mit hohem Fieber noch in der Klinik erschienen, um für ihre PatientInnen da zu sein. Spreche ich in meinen Seminaren für ÄrztInnen über die Bedeutung von Freiraum als wesentlicher Voraussetzung der eigenen Effektivität, dann leuchtet es ihnen sofort ein, und gleichzeitig wird deutlich, wie wenig sie genau dies gelernt haben. Ohne Freiraum stehen ihnen aber innere Ressourcen nicht zur Verfügung, die sie beim Arbeiten mit Freiraum haben. Sie machen Fehler und werden weder sich noch ihren PatientInnen ausreichend gerecht. Konsequent auf Freiraum zu achten kann bedeuten, die Selbstfürsorge zur Priorität zu erklären, indem man sich zum Beispiel mehr Unterstützung durch PartnerInnen oder KollegInnen holt, sich mehr Auszeiten gönnt, weniger PatientInnen pro Tag einbestellt, eigene Hobbys pflegt und für genügend Muße und einen ausgeglichenen Lebensstil sorgt.

Das partnerschaftliche Focusing, bei dem man sich möglichst regelmäßig mit einem anderen Menschen trifft, der ebenfalls Grundkenntnisse im Focusing- Begleiten erworben hat, ist eine besonders hilfreiche und wirksame Methode, um immer wieder Abstand zu den bestehenden Belastungsfaktoren herzustellen. In aller Regel sind ÄrztInnen sehr dankbar für diese Möglichkeit, sich einmal mit innerer Achtsamkeit und ohne äußere Einmischung der eigenen Person zuwenden zu können, zu spüren, was sie wirklich beschäftigt, und um anstehende Themen oder Konflikte zu lösen. Aus meiner Sicht ist das kein Luxus, sondern eine Notwendigkeit, die es häufig ermöglicht, wieder Freude an der Arbeit zu empfinden und diese auch schöpferisch neu zu gestalten.

Ohne eigenen Freiraum kann es aber auch nicht gelingen, einen achtsamen Körperdialog zu begleiten. Die PatientInnen würden dies sofort spüren und ihren Freiraum verlieren. Viele ÄrztInnen, die das Focusing gerne in ihre Praxis integrieren möchten, bestellen PatientInnen für einen achtsamen Körperdialog zum Beispiel erst dann ein, wenn alle anderen gegangen sind, damit kein volles Wartezimmer ihren Freiraum beeinträchtigt.

Neben Freiraum ist auch der Raum des Nicht-Wissens eine wichtige Voraussetzung dafür, dass in den Begegnungen mit PatientInnen etwas Neues entstehen kann.

Wissen und Nichtwissen: Der achtsame Umgang mit Konzepten

Sollten Sie Fachmann/Fachfrau sein und psychosomatisches Wissen über die Bedeutung bestimmter Erkrankungen erworben haben, brauchen Sie Ihre Hypothesen und Annahmen nicht gänzlich aufzugeben. Diese dürfen natürlich weiter existieren. Für den achtsamen Dialog ist es aber unabdingbar, dass Sie sie zunächst einmal zur Seite stellen und gemeinsam mit ihren PatientInnen mit ›Anfänger-Geist‹ an das Problem herangehen. Denn nur wenn Sie bereit sind, die eigenen Vor-Annahmen loszulassen, können Sie ihren PatientInnen oder KlientInnen in den offenen Raum hinein begleiten, den diese brauchen, damit sie zu einer neuen Einsicht gelangen.

Fast immer sind sowohl die focussierende Person als auch ihre Begleitung am Ende eines Focusing-Prozesses über das Ergebnis überrascht! Das zeigt, dass unsere Vor-Annahmen und Konzepte in aller Regel nicht mit unserem inneren Erleben überein stimmen.

Während meiner Studienzeit machte ich selbst eine Psychotherapie, die mir sehr half, in vielen Aspekten meines Lebens glücklicher, gesünder und freier zu sein. In dieser Zeit hatte ich häufig Blasenentzündungen. Als ich das während einer Therapiestunde thematisierte, interpretierte meine Therapeutin: »Wenn du nicht weinst, dann weint eben deine Blase.« Ich war im ersten Moment erschrocken, im zweiten fühlte ich mich irgendwie kritisiert, und im dritten fing ich an, neugierig zu werden. Da wäre ich ja im Leben nicht draufgekommen, so einen Zusammenhang herzustellen! Ich fing an zu grübeln und fühlte mich betroffen. Ganz ehrlich: Ich kann bis heute mit dieser Deutung nicht viel anfangen, denn ich neige sehr schnell dazu, Tränen in den Augen zu haben, und weine nicht selten auch in der Öffentlichkeit vor Rührung, Mitgefühl oder Traurigkeit, weil ich es gar nicht steuern kann, selbst wenn ich wollte. Ich weinte auch viel während der damaligen Therapiesitzungen. Trotzdem beschäftigte ich mich lange mit der Deutung meiner Therapeutin, weil ich ihr insgeheim mehr Wissen über mich zutraute als mir selbst.

Hilfreicher wäre aus heutiger Sicht für mich gewesen, wenn sie von sich aus zunächst keine Hypothesen oder Deutungen zu meinem Symptom geäußert, sondern mich darin angeleitet hätte, es erst einmal selbst achtsam zu erforschen. Falls ich damit nicht weiter gekommen wäre, hätte sie mir ihre Deutung als Vorschlag unterbreiten können. Im Focusing formulieren wir das immer und ausschließlich als eine Einladung oder ein Angebot: »Ich habe da eine Idee. Möchten Sie die hören?« Wenn ein »Ja« kommt, äußern wir unsere Hypothese und fragen dann: »Können Sie damit irgendetwas anfangen?« Wir können dann durch den Gesichts- und Körperausdruck des Gegenübers schon erkennen, ob unsere Deutung passt oder nicht. Bei einem »Ja« atmet die betreffende Person auf, oder wir erkennen irgendeine Reaktion, zum Beispiel ein Seufzen. Passt unsere Deutung nicht, dann gibt es kaum eine sichtbare Reaktion im Gegenüber. Vielleicht denkt unser Gegenüber höflich über unsere Hypothese nach, und wenn es nicht anecken möchte, stimmt er oder sie uns nach einiger Zeit sogar zu. Das hilft aber niemandem weiter.

Bei einem achtsamen Körperdialog lässt man alle wichtig erscheinenden Gedanken auf den *Felt Sense* wirken. Nur wenn ein Gedanke mit dem inneren Erleben von PatientInnen in Wechselwirkung tritt, wenn also etwas, das sie innerlich fühlen, durch diesen Gedanken angemessen symbolisiert wird, fühlen sie sich erleichtert und entspannt. Das Konzept hat dann den Erlebensprozess vorangetragen und fortgesetzt. Ansonsten bleiben Gedanken und Konzepte leere Behauptungen, die nicht dem Lebensprozess dienen. Das Focusing steht hier in der philosophischen Tradition des Pragmatismus von William James, der postulierte, dass Konzepte nicht die Wahrheit für sich beanspruchen, sondern einem besseren Leben dienen sollten. Es geht uns also nicht um ›richtiges‹ oder ›falsches‹, sondern um ein unser Lebensgefühl erweiterndes, gesundheitsförderliches Denken.

Zusammenfassend kann man sagen, dass, solange der Prozess der Symptomerforschung von selbst läuft, keine auch noch so klugen oder bewährten psychosomatischen Konzepte notwendig oder hilfreich sind.

Das Focusing ist ein Prozess, bei dem durch Hinwendung zum inneren Erleben, zu dem, was man schon ahnt, neue Symbolisierungen gefunden werden. Jede/r erfahrene TherapeutIn weiß, dass eine Einsicht, zu der ein/e KlientIn von sich aus gelangt ist, sehr viel mehr wert und therapeutisch effektiver ist als alle Erkenntnisse, die ihm/ihr von außen zuteilwerden.

Erst wenn dieser Symbolisierungsprozess stockt, obwohl genügend Freiraum vorhanden ist, kann der Therapeut oder die Therapeutin Hypothesen – als Vorschläge – zur Verfügung stellen. Diese sind aber nicht als absolute Wahrheiten zu betrachten, die die Betroffenen wie eine bittere Medizin zu schlucken haben, sondern als Gedanken, die wiederum von dem eigenen *Felt Sense* geprüft und gegebenenfalls bestätigt, verändert oder verworfen werden. Deutungen und Vorschläge, die mit dem inneren Erleben des Patienten übereinstimmen, führen auf der körperlichen Ebene zu einem Empfinden von mehr Weite, Leichtigkeit, Lebendigkeit und Energie, dem *Felt Shift*.

Es braucht schon ein wenig Selbstdisziplin und Übung, gerade auch für erfahrene und kluge TherapeutInnen, das eigene Fachwissen vorübergehend loszulassen und sich stattdessen in einen Raum der absoluten Offenheit und des Nicht-Wissens zu begeben. Letztlich sollte man als TherapeutIn einmal den Mut haben, sich die Frage zu stellen: »Will ich einen Patienten behandeln und ihm meine Konzepte und Methoden überstülpen, oder bin ich dazu bereit, die Veränderungsschritte, die aus seinem Körper beziehungsweise *Felt Sense* kommen, geschehen und auch mich und meine Theorien dadurch verändern zu lassen?«

Gleichzeitig ist es natürlich eine wesentliche Aufgabe eines jeden Arztes oder einer Ärztin, ihre PatientInnen zu informieren, sie mit den messbaren Daten der Erkrankung und greifbaren Therapievorschlägen zu versorgen. Die Kunst besteht letztlich darin, auf Grundlage einer achtsamen Beziehungsgestaltung die wissenschaftlichen Erkenntnisse der Medizin mit der subjektiven Innenansicht der Betroffenen in Übereinstimmung zu bringen. Leider wird den Allgemein-MedizinerInnen dabei häufig nicht die Zeit zur Verfügung stehen, einen ganzen Körperdialog zu begleiten. Sie könnten aber, nachdem sie einen bestimmten Therapievorschlag gemacht haben, die PatientInnen dazu einladen, für einen Moment die Augen zu schließen und wahrzunehmen, wie dieser Vorschlag auf sie wirkt. Dürfen diese ihr eventuelles Unwohlsein dann auch äußern, könnte man darüber ins Gespräch kommen, die Bedenken besprechen oder nach Alternativvorschlägen suchen. Dies könnte die Compliance enorm erhöhen.

Schöpferisches Zuhören im Heilungsprozess

Begleiten wir jemanden bei einem achtsamen Körperdialog, dann geht es immer darum, dass die Person etwas über ihre Symptomatik erfährt und den nächsten Schritt zur Heilung in Erfahrung bringt. Dass sie etwas erkennt, was sie vorher noch nicht wusste, was sich zutiefst stimmig anfühlt und eine körperlich spürbare Erleichterung bewirkt. Es geht also darum, PatientInnen oder KlientInnen auf schöpferische Weise zuzuhören.

Eine Ärztin, die an meinem Achtsamkeits-Training teilnahm, berichtete kopfschüttelnd, wie viele Blumensträuße sie von PatientInnen erhielt, nur weil sie ihnen zuhörte. Offenbar ist allein das Zuhören für PatientInnen schon von größtem Wert. Studien zeigen allerdings, dass ÄrztInnen ihren PatientInnen durchschnittlich bereits nach 20 Sekunden ins Wort fallen!

In der Krebsklinik, in der ich für mehrere Jahre als Psychologin tätig war, arbeitete ein hervorragender Schmerztherapeut. Die PatientInnen, die bei ihm waren, erzählten mir oft begeistert von ihren Konsultationen mit ihm. Wenn ich nachfragte, was sie eigentlich als so heilsam erlebt hatten, bekam ich meistens als Antwort: Die Art seines Zuhörens. Offenbar ließ er sich das Schmerzempfinden ganz genau schildern und nahm die PatientInnen dabei sehr ernst. Er ließ sie Bilder für ihren Schmerz finden und fühlte mit ihnen mit. Es waren oft keine großartigen Tipps, die er ihnen mit auf den Weg gab, sondern eher ein offenes Interesse und Mitgefühl. Alle fühlten sich individuell betreut und verstanden und sagten, oft sei der Schmerz schon allein durch die Begegnung mit diesem

Anästhesisten deutlich gelindert worden! Wie gelingt es uns aber konkret, so zuzuhören, dass unser Gegenüber sich nicht nur verstanden fühlt, sondern tatsächlich auch auf eine neue Einsicht stößt?

Auf der methodischen Ebene unterstützen wir bei einem achtsamen Körperdialog den Prozess des Spüren und Symbolisierens, indem wir in erster Linie die *Schlüsselwörter* der KlientInnen – das sind die gefühlsmäßig aufgeladenen Wörter oder Satzteile –, wiederholen. Wenn zum Beispiel ein Klient sagt: »Was ich in meiner Brust spüre, fühlt sich an wie ein schwerer Stein, kalt und bedrückend«, dann wiederholen wir: »Schwerer Stein, kalt und bedrückend.« Damit weiß der Betreffende erstens, dass wir ihn verstanden haben, zweitens hilft ihm das Zurücksagen der *Schlüsselwörter*, bei seinem *Felt Sense* zu verweilen, und drittens kann er seine Symbolisierungen noch einmal überprüfen und gegebenenfalls verändern oder weiterführen. Wir hören aber nicht nur auf die Worte, sondern achten auch auf körperliche Signale unseres Gegenübers. Dabei bleiben wir mit einem Teil unserer Aufmerksamkeit bei uns.

Die 50-Prozent-Regel

»Ich habe Osteopathie bei einem genialen Ausbilder gelernt«, schwärmt Dietrich, Arzt und einer meiner Kursteilnehmer. »Der konnte das Geheimnis seiner Behandlung aber nicht selbst beschreiben. Er sprach immerzu von Anatomie. Ich habe aber beobachtet, dass er sich in erster Linie auf sich selbst und dann auf das Lebendige und Gesunde in seinem Patienten konzentrierte.«

Bei einem achtsamen Körperdialog tun wir genau das: Wir bleiben beim Zuhören im eigenen Körper verankert und nehmen dadurch wahr, was innerlich bei uns passiert, während wir zuhören und unser Gegenüber auf uns wirken lassen. Wir bleiben mit 50 Prozent unserer Aufmerksamkeit bei uns! Eine Regel, die für viele neu und überraschend ist, sich aber als allgemeine Regel auch für den ganz normalen Alltag sehr bewährt hat.

Erstens zieht die Verankerung im eigenen Körper die Aufmerksamkeit von unserem Denken ab. Und wir wollen ja möglichst offen und vorurteilsfrei zuhören. Zweitens zentriert sie uns in unserer eigenen Lebendigkeit. Wir bleiben dem oder der Sprechenden ein Gegenüber und versinken nicht in ihm oder ihrem Erleben. Und drittens verstehen wir so sehr viel besser, was in unserem Gegenüber passiert. Mithilfe unserer sogenannten Spiegelneuronen fühlen wir in uns selbst, was der/die andere fühlt. Erlebt unser Gegenüber physischen Schmerz, dann spüren wir das durch unser Mitgefühl in abgeschwächter Form auch im eigenen Körper. Bei uns feuern dann die gleichen Neuronen-Gruppen wie bei ihm. So können wir durch Achtsamkeit auf den eigenen Körper nicht nur physische Empfindungen, sondern auch Gefühle und sogar innere Bilder des anderen wahrnehmen. Die Bereitschaft, mit anderen im wahrsten Sinne des Wortes mitzufühlen und uns für ihren Schmerz zu öffnen, ist eine wesentliche Voraussetzung für eine heilende Beziehung. Ohne Mitgefühl wird die Begleitung technisch und bietet anderen keinen Raum für Heilung.

Beim achtsamen Zuhören lauschen wir also nicht nur auf die Worte des Gegenübers, sondern auch auf den Raum zwischen den Worten und auf unser eigenes, inneres Erleben. Dadurch entsteht ein dichter und gleichzeitig entspannter Raum der Aufmerksamkeit. In diesem Raum wird wenig gedacht und viel gespürt. Ein achtsamer Körperdialog ist dann wie eine Meditation zu zweit, aus der beide Beteiligte erfrischt und mit sich im Einklang wieder ins Alltagsbewusstsein auftauchen. Neue, überraschende und das Lebensgefühl erweiternde Einsichten sind die Früchte dieser Art des schöpferischen Zuhörens.

Handeln aus der Mitte

Achten wir beim Zuhören auch auf unseren eigenen *Felt Sense*, auf die körperlich gefühlte Resonanz auf die Klientin oder den Patienten, dann entstehen aus dieser Resonanz heraus auch Ahnungen darüber, was jetzt hilfreich sein könnte. Manchmal sagt unser Bauchgefühl, dass es gut wäre, zu schweigen und nichts zu tun. Dann taucht vielleicht plötzlich der Impuls auf, eine Berührung anzubieten. Oder es entsteht ein Bild vor dem inneren Auge, das nicht verschwindet. Wenn wir dieses Bild dann zum Beispiel mit vorheriger Zustimmung des Patienten oder der Klientin aussprechen und fragen, ob sie damit etwas anfangen können, fühlen sie sich in aller Regel zutiefst von uns verstanden. Für mich ist es das zentrale Prinzip, wenn es um die Integration achtsamer Körperdialoge in die eigene medizinische oder therapeutische Praxis geht: Den eigenen *Felt Sense* über den Patienten und die gesamte Situation wahrzunehmen und entsprechend zu handeln!

Und das können wir immer, egal in welcher Situation wir uns befinden, ob mit Zeitdruck oder ohne. Wir haben immer ein inneres Gespür für das Hier und Jetzt, und wir haben eine Ahnung in uns, welcher therapeutische Vorschlag oder welches medizinische Vorgehen uns in diesem Moment am hilfreichsten erscheint. Wir können lernen, darauf zu lauschen und dem zu vertrauen. Das ist wesentlich wichtiger als die Frage, ob wir nun unser Gegenüber in Körperdialogen anleiten oder nicht. Manchmal mag es passen, ein anderes Mal nicht. Wenn wir einen Patienten oder eine Klientin kaum kennen und diese vielleicht nur ein Rezept abholen möchten, werden wir sie nicht dazu einladen, die Augen zu schließen und ihrem Symptom zu lauschen. Unser *Felt Sense* fühlt die Situation und das impliziert den nächsten stimmigen Schritt. Wir wissen, dass jede Situation, jeder Mensch, jede Erkrankung einzigartig ist und dass letztendlich nur unser inneres Gespür, unser *Felt Sense,* sagen kann, was in einer Situation ein stimmiges Vorgehen wäre.

Die amerikanische Ärztin, Autorin und Ausbilderin Rachel Naomi Remen berichtet in ihrem wunderbaren Buch *Dem Leben vertrauen* von Frank, einem Internisten und Chefarzt, der bei einem Workshop von ihr gelernt hat, stets bei sich zu bleiben und auf seine Intuition zu lauschen. Als eine ihm vertraute Patientin, eine unheilbar an Brustkrebs erkrankte, etwa achtzigjährige Spanierin ihn in der Woche nach dem Workshop besucht, hat er den intuitiven Einfall, mit der Patientin zu beten. Er selbst hat jahrelang nicht mehr gebetet, wagt es aber, seine Intuition zu äußern. Die Patientin weint vor Rührung. Frank hat gelernt, nun nicht die Krankenpflegerin zu rufen, sondern seiner weinenden Patientin die Hand zu halten und respektvoll abzuwarten. »Das wäre wunderbar, Herr Doktor.« Dann bittet seine Patientin ihn, mit ihr gemeinsam auf die Knie zu fallen, sie sei Katholikin. Frank erschrickt, aber jetzt gibt es kein Zurück mehr. Ängstlich schielt er zur Tür und hofft inständig, dass er nicht von einer seiner ArzthelferInnen dabei überrascht wird, wie er kniend im Sprechzimmer mit seiner Patientin betet! Nach einem – von der Patientin zuerst auf Spanisch, dann auf Englisch gesprochenen Gebet – überkommt Frank eine tiefe Ruhe. Ihm fällt ein Gebet aus seiner Kindheit ein, das er nun auch spricht. Danach entsteht wieder eine wohltuende Stille. Dann berührt die Patientin Franks Wange und bittet Gott um Segen für Franks wichtige Aufgabe. Interessant ist bei dieser Schilderung, dass sich im Anschluss nicht nur die Patientin, sondern auch der Arzt noch lange Zeit besser gefühlt hat. Oft habe er in den kommenden Monaten an die Berührung der Patientin gedacht, und das habe ihm Kraft und Stärke in schwierigen Situationen gegeben (Remen 2013). Für mich ist es ein Kennzeichen des schöpferischen Zuhörens, dass, wie in dieser eindrucksvollen Geschichte, beide Seiten verändert aus diesem Prozess hervorgehen.

Viele Ärzte werden entgegnen, dass das alles schön und gut sei, sie aber die Zeit für ein solches Zuhören gar nicht erübrigen könnten. Momentan erhält ein Hausarzt/eine Hausärztin ca. 60 Euro pro Quartal pro Patientin, egal, wie oft diese Person kommt und wie lange sie oder er mit ihr spricht. Will man einigermaßen wirtschaftlich arbeiten, muss man viele PatientInnen pro Tag durchschleusen. Wir brauchen tatsächlich ein anderes System der Honorierung, eines, bei dem die Zeit, die ÄrztInnen ihren PatientInnen widmen, um ihnen zu zuhören und mit ihnen zu sprechen, angemessen honoriert wird. Wenn wir davon ausgehen, dass unser psychosomatisches Netzwerk von inneren Bildern gesteuert wird, dann ist es mehr als lohnenswert, sich Zeit zu nehmen, um diese ausfindig zu machen und zu verändern. Wie viele Jahre der Fehlbehandlung und kostspieligen Diagnostik könnte man sparen, wenn man einfach einmal auf die hier beschriebene Weise zuhören und den eigenen *Felt Sense* dabei zur Rate ziehen würde. Es wurden allein in Deutschland im Jahr 2019 Arzneimittel in Höhe von ca. 41 Milliarden Euro jährlich verschrieben und auch erworben, von denen Schätzungen zufolge etwa ein Viertel bis ein Drittel nicht eingenommen werden. Mit anderen Worten, es werden etwa 10 Milliarden Euro durch mangelnde Therapietreue schlicht vergeudet. Hätten wir ein anderes Abrechnungssystem und wäre die Kommunikation zwischen ÄrztInnen und PatientInnen besser, so könnten letztere ihre Bedenken gegen die Einnahme eines Medikamentes offen äußern, und erstere würden sie ernst nehmen und nach Alternativen suchen. Wie viele Stunden könnten MedizinerInnen für diese möglicherweise 10 oder wenigsten 5 Milliarden eingesparten Euro zuhören? Wir brauchen dringend mehr sprechende, vor allen Dingen aber zuhörende Medizin!

Intuition und Ratio zusammenführen

Alles, was wirklich zählt, ist Intuition.
Der intuitive Geist ist ein heiliges Geschenk,
der rationale Geist ein treuer Diener (...).
Wir haben eine Gesellschaft, die den Diener ehrt
und das Geschenk vergessen hat.
ALBERT EINSTEIN

Die neuere Hirnforschung gibt Albert Einstein Recht. Sie kommt zu dem Ergebnis, dass letztlich alle Entscheidungen, die wir treffen, Gefühlsentscheidungen sind, wobei der Verstand lediglich ein Berater ist, der Vorschläge macht. Das emotionale Entscheidungszentrum im limbischen System stimmt nur solchen Entscheidungen zu, die sich im Lichte unserer bisherigen Erfahrungen als richtig anfühlen. Das limbische System ist eine unbewusste Chefinstanz, die unsere Gedanken, Erinnerungen und Handlungen steuert. Wir können unser emotionales Steuerungszentrum anfragen, indem wir unser Bauchgefühl, unseren *Felt Sense* zu einem Thema spüren. In ihm findet sich unsere gespeicherte Lebenserfahrung wieder, es weist uns, häufig als Wohlgefühl oder Unwohlsein vernehmbar, den stimmigen Weg (Damasio 1995).

In dem Buch *Bauchentscheidungen* berichtetet Gerd Gigerenzer von einem einundzwanzig Monate alten Jungen, der in die Kinderstation einer führenden US- amerikanischen Universitätsklinik eingeliefert wurde. Er sei blass gewesen, verschlossen, habe dramatisches Untergewicht gehabt und unter ständigen Ohr- Entzündungen gelitten. Der Vater des Kindes habe die Familie verlassen, als dieses sieben Monate alt war, die Mutter habe es manchmal versäumt, ihn zu füttern oder ihn mit Chips ernährt. Ein junger Arzt nahm sich des Falles an. Er bemerkte, dass das Kind die Nahrungsaufnahme komplett verweigerte, nachdem er es mit Nadeln gestochen hatte, um Blut abzunehmen. Intuitiv reduzierte er alle invasiven Untersuchungen und ließ dem Kind stattdessen Fürsorge angedeihen. Der Junge erholte sich und aß wieder. Bei den Vorgesetzten des jungen Arztes stieß dessen intuitives Vorgehen jedoch nicht auf Gegenliebe. Ein Schwarm von SpezialistInnen wurde auf den kleinen Jungen angesetzt, die alle möglichen Diagnosetechniken anwendeten. Man dürfe kein Risiko eingehen, denn sollte der Junge ohne Diagnose sterben, hätte man versagt! Computer-Tomografen, Blutkulturen, Gewebeproben, Lumbal-Punktionen und weitere Tests brachten alle keinen eindeutigen Befund. Vor einer weiteren geplanten Untersuchung, der Biopsie seiner Thymusdrüse, starb Kevin. Man setzte die Untersuchungen bei der Autopsie fort, in der Hoffnung, die Diagnose endlich zu finden.

Ein Assistenzarzt sagte nach dem Tod des Jungen: »Wissen Sie, einmal hing er sogar an drei Schläuchen gleichzeitig. Um herauszufinden, was mit ihm los war, haben wir keine Untersuchung ausgelassen. Er starb, trotz allem, was wir getan haben« (Gigerenzer 2007).

In der konventionellen Medizin herrscht das Ideal eines rein rationalen, logisch- linearen Denkens vor. Alles wird dabei dem Diktat einer Wissenschaftlichkeit untergeordnet, deren Kriterien randomisierte Doppel-Blindstudien sind. Medizinische Erkenntnisse, die durch solche Studien gewonnen werden, gelten als objektiv. Nebenbei bemerkt halten diesem Kriterium gar nicht so viele Erkenntnisse stand: Überblicksarbeiten kommen zu dem Schluss, dass zum Beispiel nur 11 % aller kardiologischen Maßnahmen (Tricocci 2009) und nur 6 % aller onkologisch-therapeutischen Interventionen als wirklich wissenschaftlich gesichert gelten können. (Poonacha 2010)

Es herrscht die Illusion vor, dass die beobachtende Person vom Gegenstand ihrer Forschung getrennt sein könne und dass Objektivität möglich sei. Subjektivität, wie wir sie im Focusing kultivieren, wird dabei als unwissenschaftlich abgelehnt. Dabei ist die Einsicht in Zusammenhänge, das Entstehen einer neuen Erkenntnis, auch in der Wissenschaft zunächst ja immer ein subjektiver Vorgang!

Nur mit dem Verstand und mit strenger Logik kann man die Komplexität eines erkrankten Menschen mit all seinen Dimensionen und vor allen Dingen seinem lebendigen Potential nicht erfassen. Unser Bewusstsein hat nur ein sehr begrenztes Verarbeitungspotential. Er nimmt ca. 45 Bits (Informationseinheiten) pro Sekunde auf, während unser Unbewusstes ca. 11 Millionen Bits pro Sekunde aus der Umwelt aufnimmt. Unser Unbewusstes ist in der Lage, die aufgenommenen Informationen ganzheitlich zur Intuition zu komprimieren. Laut Aussagen führender Hirnforscher kann der Verstand nur ca. sieben Faktoren auf einmal denken. Bei einer Erkrankung spielen aber in der Regel tausende von Faktoren eine Rolle. Nur unsere Intuition ist in der Lage, die Situation ganzheitlich zu erfassen. Unser Körper mit seinem Bauchgefühl hat die Situation als Ganzes, er hat auch all das Erfahrungswissen gespeichert, das wir angesammelt haben, und er ist lebendig! Er ist keine berechenbare Biomaschine mit einfachen Ursache-Wirkungsmechanismen, sondern ein komplexer, lebendiger, beseelter, mit seiner Umwelt verbundener

Organismus, dem eine überraschende Intelligenz innewohnt. So macht es Sinn, auch als TherapeutIn bei einer medizinischen Behandlung die Ratio dafür zu benutzen, die Fakten sorgfältig zu sammeln und dann gut auf die eigene Intuition zu lauschen. Immer wenn das Verstandeswissen mit dem Bauchgefühl in Übereinstimmung kommt, fühlt man sich wohl und in Harmonie mit sich selbst.

Prof. Gerd Gigerenzer, Direktor des Max-Planck-Instituts für Bildungsforschung in Berlin hat ausführlich über das Thema Entscheidungsfindung geforscht. Nach Auswertung aller ihm vorliegenden Forschungsergebnisse empfiehlt er, intuitive Entscheidungsfindung zu einer Wissenschaft zu entwickeln und sie dann Medizinstudenten systematisch zu vermitteln (Gigerenzer 2007). Das Kuriose dabei ist, dass die Wissenschaft, die sich bislang dem Ideal einer streng logischen Rationalität verpflichtet sieht, just diese favorisierte Vorherrschaft der so verstandenen Ratio durch ihre Forschung immer mehr entthront. Der Wissenschaftsjournalist Bas Kast schreibt dazu, das sei, als ob König Ludwig der XIV selbst zum Sturm auf die Bastille aufriefe (Kast 2007).

Tatsächlich setzt sich dieses Wissen oder dieser Aufruf nur sehr langsam in unserer Gesellschaft durch. Das Ideal der Vorherrschaft eines logisch-linearen, von einer reinen Ratio geprägten Denkens gegenüber ganzheitlichen Erkenntnisformen ist tief in unserer Kultur verankert und scheint sich, wider besseres Forschungswissen, noch lange in unseren Köpfen zu halten. Es ist letzten Endes auch die Vorherrschaft eines Jahrtausende alten, männlich-patriarchalischen Denkens (das natürlich auch von Frauen kultiviert wird) gegenüber weiblichen, intuitiven und ganzheitlichen Erkenntnisformen (die ihrerseits ebenso von Männern praktiziert werden).

Der Psychologe Claudio Naranjo sieht in der Dominanz des patriarchalen Geistes die Ursache für die Krise unserer Zivilisation. Es handele sich um die Vorherrschaft des inner- psychischen Vaterprinzips über das instinktive Selbst und um ein Ungleichgewicht zwischen männlichen und weiblichen Qualitäten, unter dem wir alle litten (Naranjo 2000).

Er empfiehlt unter anderem eine Erziehung, die auch zu einem Wissen über die Innenwelt führt. Nur durch eine gleichwertige Ergänzung von Intellekt und Emotion, von Körper und Geist könnten wir uns individuell und kollektiv heilen. Ähnlich plädiert auch der Medizinforscher Prof. Harald Walach für eine Erweiterung der Aufklärung um die Innenperspektive. Er weist darauf hin, dass durch die vorherrschende Art des Denkens in der Schulmedizin einige Aspekte durch die Maschen fallen, wie zum Beispiel die Wirkmechanismen der Homöopathie, das Phänomen der Telepathie und die gesamte Innenperspektive einer Erkrankung. Sie passen nicht ins Bild und werden entweder in ihrer Existenz gänzlich ignoriert oder als unwissenschaftlich abgestempelt.

Aus meiner Sicht ist es wichtig, dass auch TherapeutInnen die Fähigkeit kultivieren, auf das eigene Innere zu hören. So kann sich ein ganzheitliches Bild der PatientInnen ergeben und Heilen zu einem kreativen Akt werden. Im Rahmen des Master-Studiengangs Komplementär-Medizin an der Europa Universität Viadrina, an der ich als Dozentin tätig war, gingen die ÄrztInnen für einige Tage zusammen ins Kloster, um sich dort in Meditation und innerer Achtsamkeit zu üben. Es handelte sich um eines der beliebtesten Module dieses Studienganges. Ist das nun reiner Luxus, der der Psycho-Hygiene ausgebrannter Ärzte und Ärztinnen dient, oder werden MedizinerInnen hier in den Grundlagen der Heilkunst fortgebildet?

Alle von mir befragten ÄrztInnen antworteten fast unisono auf meine Frage, welche Rolle die Intuition ihrer Meinung nach in ihrem Beruf spiele: eine sehr, sehr große. Ein Hausarzt war der Meinung, ein Mensch, der sich auf diese Ebene nicht einlassen wolle, dürfe gar nicht erst zum Arzt ausgebildet werden. Die Befragten waren sich einig: Je länger sie berufstätig seien, desto mehr verließen sie sich auch auf ihr Bauchgefühl. Im Medizinstudium selbst würde es ihnen allerdings eher ausgetrieben. Die moderne Medizin beruht auf dem Bild einer entzauberten Welt. Sie hat mit ihrer Auffassung von Rationalität enorme Fortschritte erzielt, auf die wir nicht verzichten möchten. Ein Preis dafür ist aber, dass unser intuitives Wissen um Heilung als »unwissenschaftlich« gebrandmarkt wurde und in Vergessenheit geriet.

Aus meiner Sicht bleiben sich ohne die Zusammenführung von Außen- und Innenperspektive, ohne die Wahrnehmung des eigenen Bauchgefühls und ohne das Lauschen auf die eigene innere Stimme sowohl Arzt oder Therapeutin als auch PatientInnen selbst ein wenig fremd. Kommt aber beides zusammen, wird die Einheit von Körper, Geist und Umwelt erfahrbar. Bedenkt man, dass in dem Begriff »Heilung« das Wort »heil«, also »ganz« steckt, dann wird deutlich, wie wichtig die Zusammenführung von Außen und Innen, von Ratio und Intuition, von Kopf, Herz und Bauch ist. Nur sie führt zum Erleben der eigenen Ganzheit. Die Zukunft der Medizin liegt hoffentlich in einer systematischeren Zusammenführung von wissenschaftlich messbaren Daten und intuitivem, ganzheitlichen Verstehen und Handeln.

Medizinerinnen berichten

Lesen Sie im Folgenden Aussagen von ÄrztInnen, die Focusing in ihre medizinische Praxis integrieren.

> *»Als Schmerztherapeut ist Focusing für mich ein Weg, sehr schnell eine intensive therapeutische Beziehung aufzubauen, und zwar eine Beziehung, in der die Menschen selbst zu Lösungen kommen können. Diese Lösungen wirken sehr viel besser, als alles was ›von der Stange‹ kommt. Das Focusing ist für mich ein äußerst hilfreicher Weg, als Arzt diese Patienten in ihrer Selbstheilung zu unterstützen. Alleine das Freiraum-Schaffen ist für viele schon sehr heilsam. Durch achtsame Berührungen auf der Grundlage von Focusing können sich Blockaden im Bewegungssystem dauerhaft lösen, die man bei rein mechanischer Betrachtungsweise vielleicht chirotherapeutisch behandelt und sich dann wundert, warum sie bald wieder auftreten.«*
>
> DR. MED. DIETRICH WENDLING, Facharzt für Orthopädie

»Als homöopathischer Arzt war es für mich eine große Freude, das Focusing zu entdecken, hat es doch meine medizinische Praxis bereichert und vertieft. Aus meiner Sicht lohnt es sich speziell für homöopathisch tätige Ärzte sehr, sich mit dieser Methode vertraut zu machen. Sie lässt sich mühelos in die Behandlung, besonders in die Anamnese, integrieren und ermöglicht dem Arzt eine Kommunikation mit dem Patienten, die neue Ebenen von Informationen für die Bestimmung des homöopathischen Mittels eröffnet. Sie ist entspannend für beide Seiten und gibt Patienten die Gelegenheit, ein Stück heilsamer Veränderung schon unmittelbar bei der Begegnung in der Praxis zu erleben. Sie lässt Arzt und Patient die zuverlässige Weisheit des Körpers direkt erleben und bei jeder Begegnung ein Stückchen mehr darüber staunen, was Selbstheilungskräfte eigentlich sind.«

DR. MED. JOHANNES LATZEL

»Das Focusing hat mich unglaublich motiviert, ärztlich zu arbeiten. Es hilft mir nicht nur, einen vertraulichen, positiven Zugang zu meinem Patienten zu finden, sondern gibt mir auch ein Gefühl von Unabhängigkeit und Sicherheit: Ich kann auch ohne Geräte Heilsames bewirken. Während der Facharzt-Ausbildung lernt man ja diverse Geräte kennen, um besser untersuchen und therapieren zu können. Sie vermitteln einem und dem Patienten ein gewisses Gefühl von Sicherheit. Es ist für mich toll zu spüren, wie sich durch Focusing der Bogen wieder schließt und ich wieder ankomme bei ausführlicher Anamnese und körperlichem Status und wie die Geräte zu Begleitmodulen am Rande werden.«

KONSTANZE JUNG, Fachärztin für Innere Medizin

Warum der *Innere Arzt* so selten zu Rate gezogen wird

Der Kranke traut nur widerwillig
Dem Arzt, der´s schmerzlos macht und billig.
Lasst nie den alten Grundsatz rosten:
Es muss (a) wehtun und (b) was kosten

EUGEN ROTH, Neues vom Wunderdoktor

Nach all den positiven Erfahrungen und einleuchtenden Argumenten für die Hinzuziehung des von innen gefühlten Körpers und sein Wissen um Heilung bleibt ja die Frage, wieso diese außerordentlich kostengünstige und wirksame Maßnahme so selten geschieht. Aus meiner Sicht gibt es dafür verschiedene Gründe:

- Es handelt sich um etwas, mit dem die Pharma- oder Geräteindustrie kein Geld verdienen kann. Wäre es ein zu vermarktendes Produkt mit einer guten Rendite, stünde es sicherlich in der Rangliste der medizinischen Methoden ganz oben.
- Es handelt sich auch um etwas zunächst Unsichtbares. Wir vertrauen in unserer Kultur den materiellen und sichtbaren Dingen wie Operationen oder Medikamenten mehr als den unsichtbaren und unterschätzen damit komplett den Einfluss unseres Geistes auf die Materie.
- PatientInnen sind es seit Jahrhunderten gewohnt, die Verantwortung für ihre Genesung an ÄrztInnen zu delegieren. Es ist in gewisser Weise auch bequem, dies zu tun.
- In der Praxis der Allgemein-MedizinerInnen fehlt schlicht die Zeit. Das Abrechnungssystem bestraft die *sprechenden MedizinerInnen*, weil ihnen nur eine sehr begrenzte Gesprächsdauer vergütet wird.
- Es fehlt häufig das Wissen darüber, wie die Sprache des Körpers in sinnvolle, verständliche Sprache übersetzt werden kann. Ich hoffe, mit diesem Buch eine Hilfestellung hierfür zu geben.

Ausblick

Ich stelle mir vor, dass in einer Medizin der Zukunft der Körper noch viel mehr als heute als ein wissender Körper gesehen wird, dessen ihm innewohnende Intelligenz man unmittelbar erleben, anregen und nutzen kann. ÄrztInnen und Betroffene hören ihren Körpern achtsam zu, um den nächsten stimmigen Schritt im Heilungsprozess zu finden. Äußerer und innerer Arzt/Ärztin kooperieren miteinander. Der steuernde Einfluss, den innere Bilder auf das psychosomatische Netzwerk haben, wird in seiner gesamten Tragweite begriffen und ist gezielter Gegenstand der Behandlung. In dieser Medizin wird das schöpferische Zuhören hoch bewertet und entsprechend finanziell honoriert. Medizinische Konzepte verschiedener Kulturen werden als einander ergänzend begriffen. Mithilfe des Focusings können ÄrztInnen und TherapeutInnen diese Konzepte integrieren, ohne dogmatisch zu werden oder in Eklektizismus zu verfallen.

Ich freue mich, wenn Sie, liebe Leserin, lieber Leser, die eine oder andere Anregung aus diesem Buch aufgreifen und damit zu dieser Vision einer neuen Medizin beitragen!

Anhang

Downloads

Unter www.arbor-online-center.de/v46od5 können Sie die geführten Meditationen online anhören oder sie und den Gesundheitsplan aus dem Internet herunterladen.

Empfehlungen für die eigene Praxis

- Wenn Sie Focusing lernen möchten oder eine/n Focusing-TherapeutIn suchen, wenden Sie sich bitte an das DAF (Deutsches Ausbilderforum Focusing) *www.focusingausbildung-daf.de*, an das Deutsche Focusing Institut DFI www.deutsches-focusing-institut.de) oder an die Akademie für Focusing, *www.daf-focusing-akademie.com*
- Wenn Sie mehr über Focusing lesen möchten, empfehle ich Ann Weiser Cornell, *Focusing – Der Stimme des Körpers folgen.* Reinbek bei Hamburg: Rowohlt, 1997 und Klaus Renn, *Dein Körper sagt dir, wer du werden kannst.* Freiburg: Herder Verlag, 2006.

- Um das Freiraum-Schaffen gezielt zu üben, lesen Sie mein Buch mit Audio-Anleitungen *Freiraum finden bei Stress und Belastung.* Neu aufgelegt: Freiburg: Arbor Verlag, 2020.
- Focusing-Anleitungen zum Download finden Sie auch unter www.secret-friend.de
- Wenn Sie die Grundhaltung der Achtsamkeit üben möchten, besuchen Sie einen 8-Wochenkurs oder ein Wochenendseminar in Stressbewältigung durch Achtsamkeit. Eine Liste ausgebildeter Lehrer in Ihrer Nähe finden Sie unter www.arbor-seminare.de/achtsamkeitslehrer sowie unter www.mbsr-verband.de/kurse/privatpersonen.
- Wenn Sie die Körper- oder Sitzmeditation üben möchten, können Sie über meine Homepage www.achtsamkeit.info die CD *Achtsamkeitsmeditation* (Sprache und Text: Susanne Kersig) bestellen. Lesen Sie dazu das Buch von Jon Kabat-Zinn: *Gesund durch Meditation.* München: Knaur Verlag, 2013.

Über die Autorin

Susanne Kersig, geb. 1958, lebt in Hamburg und Schleswig-Holstein als Psychologische Psychotherapeutin, Trainerin und Ausbilderin in Focusing beim Deutschen Ausbilderforum Focusing (DAF). Sie ist eine der PionierInnen in Stressbewältigung durch Achtsamkeit (MBSR) in Deutschland. Als klinische Psychologin in verschiedenen Rehabilitationskliniken konnte sie jahrzehntelang Erfahrungen in der Begleitung körperlich kranker Menschen sammeln, zuletzt mit dem Schwerpunkt Psychoonkologie. Aus diesen Erfahrungen hat sie das Konzept der heilsamen Körperdialoge entwickelt, das sie sowohl an Betroffene als auch an MedizinerInnen und TherapeuInnen weitergibt, jahrelang auch im Master-Studiengang Komplementärmedizin an der Europa-Universität Viadrina. Sie ist auch Autorin des Buches »Freiraum finden bei Stress und Belastung« im Arbor Verlag und hat das InnerLeadership-Konzept, Führung und Selbstführung von innen, mitentwickelt.
Mehr auf ihrer Homepage *www.achtsamkeit.info.*

Literatur

Bingel, Ulrike et.al. (2011), *Drug Efficacy: The Effect of Treatment Expectation on Drug Efficacy*. In: Science Translational Medicine, Bd. 3, Nr. 70, 2011, S. 70ra14 (doi: 10.1126/scitranslmed.3001244).

Carson James et al. (2005), *Loving-kindness meditation for chronic low back pain: results from a pilot trial.* In: Journal of Holistic Nursing, Bd. 23 (3), 2005, S. 287–304 (doi: 10.1177/0898010105277651).

Faulstich, Joachim (2010), *Das Geheimnis der Heilung: Wie altes Wissen die Medizin verändert.* München: Knaur Verlag, 2010.

Damasio, Antonio (2004), *Descartes' Irrtum: Fühlen, Denken und das menschliche Gehirn.* Berlin: List, 2004 (orig. ders., *Descartes' error: Emotion, reason, and the human brain.* New York, NY: HarperCollins, 1995).

Diamond, Jared (2012), *Vermächtnis: was wir von traditionellen Gesellschaften lernen können.* Frankfurt a.M.: S. Fischer Verlag, 2012 (orig. ders., *The World until yesterday: what we can learn from traditional societies.* London: Allen Lane, 2012).

Engen, Haakon und Singer, Tanja (2015), *Compassion-based Emotion Regulation Up-regulates -Experienced Positive Affect and Associated Neural Networks.* In: Social Cognitive and Affective Neuroscience 10 (9), 2015, S. 1291–1301 (doi: 10.1093/scan/nsv008).

Freedman, David (2010), *Falsch!: warum uns Experten – Wissenschaftler, Geldgurus, Doktoren, Beziehungsspezialisten, Star-CEOs, Consultants, Gesundheitsexperten u. a. – täuschen und wie wir erkennen, wann wir ihnen nicht vertrauen sollten.* München: Riemann

Verlag, 2010 (orig. ders., *Wrong: why experts keep failing us, and how to know when not to trust them.* New York, NY: Little Brown and Co., 2010).

Gendlin, Eugene und Wiltschko, Johannes (1999), *Focusing in der Praxis: eine schulenübergreifende Methode für Psychotherapie und Alltag*. Stuttgart: Pfeiffer bei Klett-Cotta, 1999.

Gigerenzer, Gerd (2007), *Bauchentscheidungen: die Intelligenz des Unbewussten und die Macht der Intuition.* München: Bertelsmann Verlag, 2007 (orig. ders., *Gut Feelings: the intelligence of the unconscious.* New York, NY: Viking Press, 2007).

Gigerenzer, Gerd (2013), *Risiko: wie man die richtigen Entscheidungen trifft.* München: Bertelsmann Verlag, 2013 (orig. ders., *Risk savvy: how to make good decisions.* New York, NY: Penguin Books, 2014).

Gratrix, Niki (2020), *Love is the best Medicine.* O.O.: Trauma Mind Body Super Conference, 2000. Auf: https://traumasuperconference.com/wp-content/uploads/2020/07/Niki-Gratrix.pdf (Stand: 2.12.2020).

Grepmair, Ludwig und Nickel, Marius (2007), *Achtsamkeit des Psychotherapeuten.* Wien und New York, NY: Springer, 2007.

Grindler-Katonah, D. (2012), *Research on clearing a space*, The Folio 23, 1

Hüther, G.: *Die Stärkung der Selbstheilungskräfte aus neuro-biologischer Sicht,* Vortrag vom 11.1.2011 in München, DVD Auditorium-Netzwerk, Müllheim, 2012.

IGES-Institut (2019), *Studie: Überversorgung weiterhin vielfältig angehen.* Auf: www.iges.com/e6/e1621/e10211/e23547/e24593/index_ger.html, vom 5.11.2019 (Stand: 16.11.2020).

Jahn. Judith (2014), *Partnerschaftliches Focusing: Eine Selbsthilfemethode zur Bewältigung chronischer körperlicher Krankheit.* Berlin: wvb Verlag, 2014.

Kast, Bas (2007), *Wie der Bauch dem Kopf beim Denken hilft.* Frankfurt a. M.: S. Fischer Verlag, 2007.

Kersig, Susanne (2014), *Freiraum finden bei Stress und Belastung*. Freiburg: Arbor Verlag, 2014.

Klauber, Jürgen et al. (Hg.) (2012), *Krankenhaus-Report 2013: Mengendynamik: Mehr Menge, mehr Nutzen?.* Stuttgart: Schattauer Verlag, 2012.

Kounios, John und Berman, Mark (2015), *Das Aha-Erlebnis: Wie plötzliche Einsichten entstehen und wie wir sie erfolgreich nutzen.* München: Deutsche Verlags-Anstalt, 2015.

Kuhrt, Nicola und Meichsner, Irene (2008), *Der Patient, der nicht schlucken will.* In: Der Spiegel, 25.10.2008. Zitiert nach: www.spiegel.de/wissenschaft/mensch/ungenutzte-medikamente-der-patient-der-nicht-schlucken-will-a-583714.html (Stand: 2.12.2020).

Lippmann, F., *Selbstsorge- (k)ein Thema für Ärzte*. In: Balint-Journal 13 (2012), S. 101–112.

Marshall, Eric und Hample, Stuart (Hg.) (2007), *Kinderbriefe an den lieben Gott*. Gütersloh: Gütersloher Verlagshaus Mohn, 1969, neu 2007.

Nagel, G. Arte tv: *Die Heilkraft des inneren Arztes*, Sendung von 22.11.2011

Naranjo, Claudio (2000), *Das Ende des Patriarchats und das Erwachen einer drei-einigen Gesellschaft*. Petersberg: Via Nova Verlag, 2000 (orig. ders., *The end of patriarchy*. Oakland, CA: Amber Lotus, 1994).

Norbekov, Mirsakarim (2006): *Eselsweisheit: der Schlüssel zum Durchblick oder wie Sie Ihre Brille loswerden*. München: Arkana Verlag, 2006.

LeShan, Lawrence (1993), *Diagnose Krebs, Wendepunkt und Neubeginn: ein Handbuch für Menschen, die an Krebs leiden, für ihre Familien und für ihre Ärzte und Therapeuten*. Stuttgart: Klett-Cotta, 1993 (orig. ders., *Cancer as turning point: a handbook for people with cancer, their families, and health professionals*. New York, NY: Plume Books, 1990).

Levy, Becca et al. (2002): *Longevity Increased by Positive Self-Perceptions of Aging*. In: Journal of Personality and Social Psychology, 83 (2), 2002, S. 261–270 (doi: 10.1037//0022-3514.83.2.261).

Peipe, Kurt und Seul, Shirley (2008), *Dem Leben auf den Fersen: zu Fuß von Flensburg nach Rom – die Geschichte meiner Reise zu mir selbst*. München: Droemer Verlag, 2008.

Poonacha Thejaswi und Go, Ronald (2010), *Level of scientific evidence underlying recommendations arising from the National Comprehensive Cancer Network clinical practice guidelines*. In: Journal of Clinical Oncology, 29 (2), 2010, S. 186–191 (doi: 10.1200/JCO.210.31.6414).

O`Malley, Moseley et. al. (2002), *A Controlled Trial of Arthroscopic Surgery for Osteoarthritis of the Knee*. In: New England Journal of Medicine, 347, 2002, S. 81–88.

Rankin, Lissa (2014), *Mind over medicine: Warum Gedanken stärker sind als Medizin*. München: Kösel Verlag, 2014 (orig. dies., *Mind over medicine: scientific proof you can heal yourself*. Carlsbad, CA: Hay House, 2013).

Remen, Rachel (2013), Dem Leben vertrauen: Geschichten, die gut tun. Freiburg: Arbor Verlag, 2013, hier: S. 244ff (orig. dies., Kitchen table wisdom: Stories that Heal. New York, NY: Riverhead Books, 1996).

Ringwelski, Beate (2003), *Focusing – ein integrativer Weg der Psychosomatik.* Stuttgart: Pfeiffer bei Klett-Cotta, 2003.

Rüegg, Johann (2010), *Mind & Body: wie unser Gehirn die Gesundheit beeinflusst.* Stuttgart: Schattauer Verlag, 2010.

Simonton, Oscar (1993), *Auf dem Wege der Besserung: Schritte zur körperlichen und spirituellen Heilung.* Reinbek bei Hamburg: Rowohlt Verlag, 1993.

Schmidt, Stefan et al. (2010), *Mindfulness-based stress reduction is an effective intervention for patients suffering from migraine- Results from a controlled trial.* In: European Journal of Integrative Medicine, 2 (4), 2010, S. 196–196 (doi: 10.1016/j.eujim.210. 9. 052).

Schweickhardt, Axel und Fritzsche, Kurt (Hg.) (2005), *Psychosomatische Medizin und Psychotherapie.* Heidelberg: Springer, 2005.

Steptoe, Andrew; Dockray, Samantha und Wardle, Jane (2009), *Positive Affect and Psychobiological Process relevant to health.* In: Journal of Personality, 77 (6), 2009, S. 1747–1776 (doi: 10.1111/j.1467–6494.2009.00599.x).

Stumm, Gerhard; Wiltschko, Johannes und Keil, Wolfgang (2003), *Grundbegriffe der Personzentrierten und Focusing-orientierten Psychotherapie und Beratung.* Stuttgart: Pfeiffer bei Klett-Cotta, 2003.

Tricoci, Pierluigi; Allen, Joseph und Kramer Judith (2009), *Scientific evidence underlying the ACC/AHA clinical practice guidelines.* In: Journal of the American Medical Association, 301 (8), 2009; 301: S. 831–841 (doi: doi:10.1001/jama.2009.205).

Turner, Kelly (2015), *9 Wege in ein krebsfreies Leben: wahre Geschichten von geheilten Menschen.* München: Irisiana Verlag, 2015 (orig. dies., *Radical remission: surviving cancer against all odds.* New York, NY: HarperOne, 2015).

Ulrich, Stefan (2010), *Dem Leben auf den Fersen.* München: Die Süddeutsche, 22. 10. 2010. Auf: www.sueddeutsche.de/leben/kampf-gegen-krebs-dem-leben-auf-den-fersen-1.878350–2 (Stand: 2. 12. 2020).

Von Kopp, Diana (2008), *Der Einfluss von Focusing auf das Schmerzerleben von chronischen Schmerzpatienten: Eine Evaluationsstudie in Zusammenarbeit mit der Deutschen Focusing Gesellschaft und der AOK Gesundheitskasse.* München: GRIN Verlag, 2008.

Wagner, Sophia (2019), *Darum sind Berührungen so wichtig.* Auf: www.quarks.de/gesundheit/darum-sind-beruehrungen-so-wichtig. 18. Juni 2019 (Stand: 7. 12. 2020).

Walach, Harald (2011), *Weg mit den Pillen!: Selbstheilung oder warum wir für unsere Gesundheit Verantwortung übernehmen müssen – eine Streitschrift.* München: Irisiana Verlag, 2011.

Walach, Harald (2017), *Das Wunder der Selbstheilung.* In: Stern Körper & Seele: Gesund Leben 2/2017, S. 13–20.

Witthöft, Michael und Rubin, James (2013), *Are media warnings about the adverse health effects of modern life self-fulfilling? An experimental study on idiopathic environmental intolerance attributed to electromagnetic fields (IEI-EMF).* In: Journal of Psychosomatic Research, 74 (3), 2013, S. 206–212 (doi: 10.1016/j.jpsychores.212. 12. 002).

Weitere Literatur aus dem Arbor Verlag

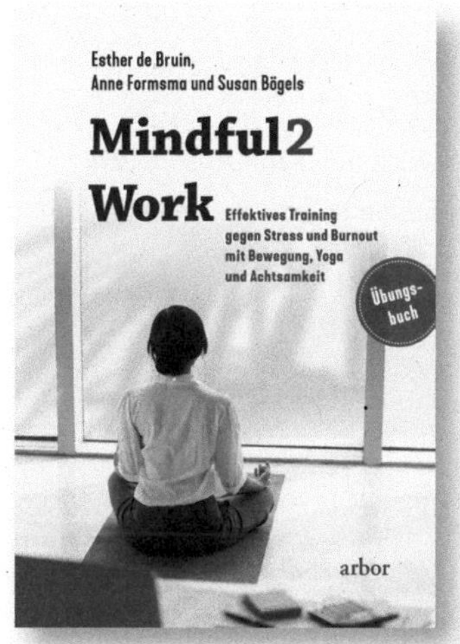

ISBN 978-3-86781-245-0

ESTHER DE BRUIN, ANNE FORMSMA
& SUSAN BÖGELS

Mindful2Work

Effektives Training gegen Stress und Burnout mit Bewegung, Yoga und Achtsamkeit

Das Mindful2Work-Training bietet die Chance, in sechs Wochen einen neuen Umgang mit Stress bei der Arbeit zu erlernen. Eine einzigartige Mischung aus Bewegung an der frischen Luft, Yoga-Übungen und Achtsamkeitsmeditation bringt Körper, Geist und Seele wieder ins Gleichgewicht und stärkt die Konzentration.
»Mindful2Work« wurde von den Autorinnen in Zusammenarbeit mit der Universität Amsterdam entwickelt und ist wissenschaftlich evaluiert.

Mit Audio-Anleitungen zum Download!

Mit geführten Übungen als mp3 im Arbor Online Center

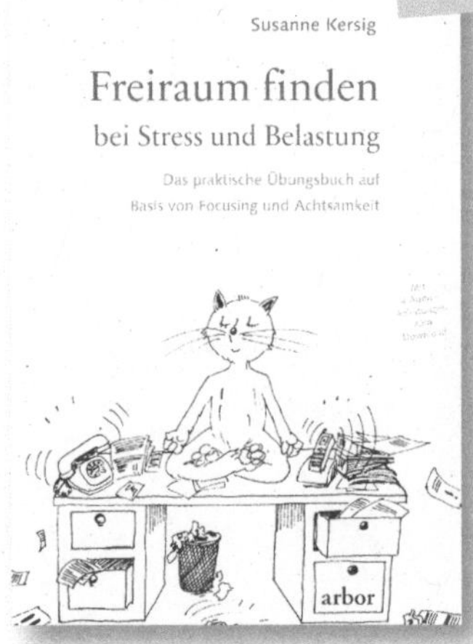

ISBN 978-3-86781-344-0

SUSANNE KERSIG

Freiraum finden bei Stress und Belastung

Das praktische Übungsbuch auf Basis von Focusing und Achtsamkeit

– mit 4 Audio-Anleitungen zum Download gesprochen von Susanne Kersig –

Susanne Kersigs Botschaft ist so einfach wie hoffnungsvoll: Wenn wir lernen, konsequent einen Ort der Ruhe in uns zu finden, können Stress und Hektik uns nicht mehr so viel anhaben. Wir haben es selbst in der Hand, auch in anstrengenden Zeiten Abstand zu gewinnen und uns aus dem Gefühls- und Gedankenkarussell zu befreien.

Dazu bietet sie hilfreiche und bewährte Techniken aus dem »Focusing« an:

- Einen »Guten Ort« im Körper finden
- Probleme als »Päckchen verpacken« und zur Seite stellen
- Das eigene Erleben zu einem »Teil von mir« zu erklären
- Den »freien Raum« des Gewahrseins erfahren

Durch diese Übungen und durch das Verständnis des Prinzips Freiraum – bei dem wir auf einen heilsamen Abstand zwischen uns und unserem Erleben achten – wird es uns möglich, uns zu entspannen und leicht zu fühlen, selbst wenn die Welt um uns herum zusammenzubrechen scheint. Wir finden Klarheit und können die eigenen Handlungsmöglichkeiten wieder wahrnehmen.

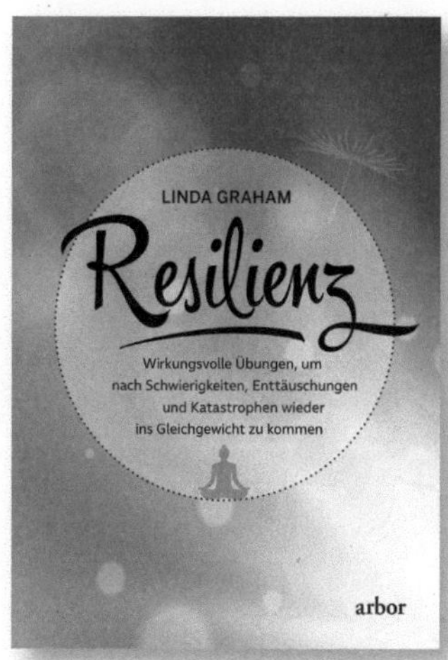

ISBN 978-3-86781-301-3

LINDA GRAHAM

Resilienz

Wirkungsvolle Übungen, um nach Schwierigkeiten, Enttäuschungen und Katastrophen wieder ins Gleichgewicht zu kommen

– Schwierige Situationen begleiten unser Leben. –
Haben auch Sie manchmal das Gefühl, »alles« schwimmt Ihnen davon? – vor allem Ihre Fähigkeit, die vielen kleinen, aber leider oft auch größeren Schwierigkeiten zu meistern?

Die erfahrene Psychologin und Therapeutin Linda Graham legt hier in ihrem zweiten Buch ein praktisches Übungsprogramm vor, wie Sie Ihre Resilienz systematisch stärken. Selbstmitgefühl, achtsame Empathie, Ressourcenaufbau, eine innere sichere Basis und vertrauensvolle Menschlichkeit sind Bausteine eines robusten Geistes, der sich resilient auch schwersten Schicksalsschlägen stellen kann.

Beginnen Sie jetzt und hier. Wann sonst?

Online

Umfangreiche Informationen zu unseren Themen, ausführliche Leseproben aller unserer Bücher, einen versandkostenfreien Bestellservice und unseren kostenlosen Newsletter.
All das und mehr finden Sie auf unserer Website.

www.arbor-verlag.de

Mehr über Susanne Kersig

www.arbor-verlag.de/susanne-kersig

Seminare

Die gemeinnützige *Arbor-Seminare gGmbH* organisiert regelmäßig Seminare und Weiterbildungen mit führenden Vertretern achtsamkeitsbasierter Verfahren. Nähere Informationen finden Sie unter:

www.arbor-seminare.de

Arbor Online-Center

Mit dieser Plattform hat Arbor einen virtuellen Ort der Inspiration und des Lernens rund um das Thema Achtsamkeit geschaffen. Lernen Sie die AutorInnen unserer Bücher und die ReferentInnen unserer Veranstaltungen kennen: in Interviews, Vorträgen, Meditationsübungen, Webinaren, Podcasts sowie Online-Kursen und zahlreichen weiteren Ressourcen.

www.arbor-online-center.de